Cuando las hormonas
se desmadran

Cuando las hormonas se desmadran

Descubre por qué su equilibrio es clave para tu bienestar físico y emocional

MIRIAM AL ADIB MENDIRI

PAIDÓS.

Obra editada en colaboración con Editorial Planeta - España

© Miriam Al Adib, 2024

Composición: Realización Planeta

© 2024, Centro de Libros PAPF, SLU. – Barcelona, España

Derechos reservados

© 2024, Ediciones Culturales Paidós, S.A. de C.V.
Bajo el sello editorial PAIDÓS M.R.
Avenida Presidente Masarik núm. 111,
Piso 2, Polanco V Sección, Miguel Hidalgo
C.P. 11560, Ciudad de México
www.planetadelibros.com.mx
www.paidos.com.mx

Primera edición impresa en España: mayo de 2024
ISBN: 978-84-1344-329-4

Primera edición impresa en México: octubre de 2024
ISBN: 978-607-569-813-7

Impreso en los talleres de Impregráfica Digital, S.A. de C.V.
Av. Coyoacán 100-D, Valle Norte, Benito Juárez
Ciudad De Mexico, C.P. 03103
Impreso en México - *Printed in Mexico*

*A mis cuatro hijas: Nur, Lola, Martina y Carlota.
Y a mi marido (@recetas_de_marido en Instagram), por
entender y cuidar tan bien de mis hormonas en mis
diferentes etapas (embarazo, puerperio, ciclo hormonal,
perimenopausia, menopausia...) a través de sus
maravillosos cuidados y recetas.*

Sumario

Prólogo

A veces, la vida nos regala la oportunidad de cruzarnos con personas extraordinarias, aquéllas cuya pasión y dedicación no solo iluminan su propio camino, sino que también encienden una luz en los demás. Miriam Al Adib Mendiri es una de esas personas poco comunes y maravillosas. A lo largo de los años, he tenido el privilegio de conocerla, no solo como una divulgadora estupenda con la que he compartido escenarios en congresos y eventos, sino también en un plano más personal, porque su calidez y sabiduría trascienden lo profesional.

Presentar sus libros en Barcelona fue un honor que atesoro, y hoy me siento igualmente honrada al escribir este prólogo.

Este libro es el resultado de años de experiencia, estudio y una incansable dedicación a la salud femenina. A través de sus páginas, Miriam nos invita a un viaje fascinante por el universo de nuestras hormonas, esas diminutas mensajeras que, en silencio, coreografían el baile de nuestra salud, emociones y bienestar.

Con la misma claridad y profundidad que caracteriza su manera de divulgar y su práctica médica, Miriam desgrana los misterios de nuestro sistema endocrino pero lo que realmente distingue este libro es su capacidad para conectar la ciencia con la experiencia vivida, transformando conceptos complejos en conocimientos accesibles y aplicables.

Miriam no solo comparte su vasto conocimiento, sino que a través de sus páginas es capaz de filtrar su compasión por las mujeres que atiende, su compromiso con la mejora de nuestra calidad de vida y su creencia firme en el poder de la información y el autocuidado.

Para mí, *Cuando las hormonas se desmadran* más que un libro, es un reflejo de la pasión de Miriam por su trabajo. Como compañera de camino, no puedo evitar sentirme orgullosa de su logro y emocionada por el impacto positivo que este libro tendrá en nuestras vidas.

Así que te invito a sumergirte en estas páginas con la mente abierta y el corazón dispuesto a aprender. Estoy segura de que encontrarás en este libro no solo respuestas a los desequilibrios hormonales que puedes estar encontrando en tu camino, sino también inspiración, y quizás, una guía y aliada en tu viaje hacia el bienestar.

MARTA LEÓN,
especialista en nutrición, alimentación,
salud femenina y hormonas

Introducción

Fue en la Antigua Grecia, hace más de dos mil años, cuando se comenzó a hablar de la histeria como una enfermedad femenina. Se creía que las mujeres eran mentalmente inestables, e incluso se las calificaba de locas, y aunque hemos evolucionado mucho desde aquel entonces, todavía hoy esa idea sigue un poco presente. Si no, ¿quién no ha oído decir alguna vez: «¡Es que a las mujeres no hay quien las entienda!»? A menudo, cuando una mujer tiene un problema de salud oye frases como «No es nada, es psicológico» o «Será cosa de las hormonas». Cuestiones que solo nos atañen a nosotras y que se han convertido en un verdadero cajón de sastre, porque parece que nadie entiende nada. Concretamente, si juntamos estas dos palabras, *hormonas* y *mujer*, tenemos una bomba a punto de explotar.

Hasta ahora se ha estudiado el funcionamiento de las hormonas desde una perspectiva demasiado reduccionista y cientificista y, en consecuencia, no se ha profundizado en las características particulares del ciclo femenino, en cómo se conectan los diferentes sistemas o en cómo las hormonas se interrelacionan con otros mediadores de información en el cuerpo y la mente. Por tanto, es necesario llegar a una comprensión práctica de todos estos temas.

A lo largo de la vida, el orden hormonal femenino cambia. Las hormonas sexuales tienen un patrón cíclico durante la edad fértil, pero en la menopausia este orden es totalmente diferente, y en la perimenopausia y en la adolescencia también hay una transición con unas particularidades. De hecho, son muchos los condicionantes externos e internos que pueden modificar este orden hormonal.

Como ya hemos dicho, todos estos cambios en las hormonas femeninas influyen en el funcionamiento del metabolismo, en el sistema inmunológico, en el nervioso, en el cardiovascular... lo que implica diferencias sustanciales entre la salud masculina y la femenina. Desde siempre se ha estudiado acerca de la salud y la enfermedad sobre el modelo masculino, extrapolando este conocimiento a las mujeres, así que de aquellos polvos vienen estos lodos.

No obstante, no vamos a quedarnos solo en la función biológica de las hormonas, como si fueran ajenas al resto del organismo y al entorno, sino que necesitamos entender su funcionamiento dentro de un contexto interno y externo:

- **Contexto interno**. Las hormonas tienen un papel fundamental en la forma en que se integran los diferentes sistemas del cuerpo. Hay una interacción estrecha entre los tres principales sistemas de mensajeros químicos: el sistema endocrino (con las hormonas), el sistema nervioso (con los neurotransmisores) y el sistema inmunológico (con los mediadores inmunológicos: citoquinas, anticuerpos...). Asimismo, que el orden hormonal femenino sea tan distinto al masculino tiene muchas implicaciones para el resto de los sistemas. A menudo, cuando no entendemos estas diferencias, se *patologiza* lo normal o se normaliza lo patológico y, en ambos casos, perdemos calidad de vida: «Estoy sana, pero tengo la etiqueta de enferma» y por tanto sufro, o «Estoy enferma, pero me dicen que lo que me pasa no es nada y sufro por no recibir el tratamiento adecuado».

- **Contexto externo.** Nos referimos a la relación entre las hormonas y el entorno psicosocial y cultural, es decir, los factores psicológicos, el ambiente, los roles de género, los mitos y tabúes, el contexto social y cultural... Es imposible entender la salud, en general, y la salud hormonal, en particular, de una forma biologicista sin contar con la influencia del contexto.

Aunque las protagonistas de este libro son las hormonas, en especial las sexuales femeninas, abordaremos el tema teniendo en cuenta ambos contextos. Hablaremos de las interconexiones entre las diferentes hormonas y el resto de los sistemas del organismo, de los trastornos y las enfermedades hormonales, y de las hormonodependientes, del ciclo femenino y sus particularidades o de cómo podemos optimizar nuestra salud hormonal. También conoceremos cómo las hormonas nos influyen en las decisiones que tomamos, en la forma de relacionarnos y el papel que desempeñan en el deseo y el placer, en el amor y el miedo, en la felicidad, el estrés, el enamoramiento... sin perder de vista los aspectos ambientales, psicológicos y sociales.

Por último, desarrollaremos un análisis crítico sobre por qué seguimos sin entender la salud femenina, incluso dentro del ámbito sanitario. Definitivamente, no comprenderemos bien nuestro cuerpo y nuestra mente si no sabemos nada sobre hormonas.

Cabe destacar que algunos capítulos irán encabezados por una pequeña historia real, con nombres ficticios, para ayudarnos a conectar con la parte más práctica y real de este maravilloso mundo de las hormonas. Así pues, ¿comenzamos este viaje?

Una pequeña historia real

María, a sus treinta y cinco años, se sentía engañada, frustrada y culpable por algo que descubrió muy tarde. Durante años había vivido con la sombra de la tristeza, la apatía y el desánimo, creyendo que era su forma de ser y que tenía algún problema emocional que debía resolver.

Le diagnosticaron el síndrome de ovarios poliquísticos (SOP) a los dieciséis años, y le recetaron la píldora para regular sus ciclos y evitar complicaciones. No le explicaron los posibles efectos secundarios ni le ofrecieron otras alternativas. Ella confió y empezó a tomarla sin cuestionar nada.

Desde entonces su vida cambió: se volvió introvertida y se le quitaron las ganas de salir y de divertirse. Su rendimiento en los estudios se resintió, y sus relaciones sociales también. Se sentía siempre cansada y deprimida y no tenía ilusión por nada. Primero lo atribuyeron a «cosas de adolescentes», pero la situación no cambiaba, así que supusieron que éste ya era su carácter.

A los dieciocho años la trató una psicóloga, pero no la hizo mejorar mucho. A los veinticinco, coincidiendo con el final de la carrera, volvió a terapia. Además, también se puso en manos de una nutricionista que le recomendó seguir una alimentación específica para que le bajara la resistencia a la insulina. María era sedentaria, tenía algo de sobrepeso y comía demasiados procesados. Por aquel entonces no era consciente de la posibilidad de dejar el anticonceptivo, pero una vez simplemente se le olvidó renovar la receta y decidió probar a ver qué pasaba. Más o menos todo fue simultáneo: mejoró sus hábitos siguiendo las indicaciones de la nutricionista, dejó de tomar la píldora y fue regularmente a la psicóloga. Para su sorpresa, empezó a sentirse muchísimo mejor, no solo físicamente, sino también emocionalmente: aquella tristeza y labilidad fueron desapareciendo.

Estaba más animada, activa y feliz. Con el tiempo, la psicóloga le aseguró que había superado sus conflictos internos y, finalmente, le dio el alta.

A partir de aquí, comenzó a buscar más información sobre el SOP para entender en profundidad en qué consiste. Además, notó los beneficios de la dieta equilibrada, el ejercicio físico y los suplementos naturales. Le venía la regla cada 35-40 días, se sentía cada vez mejor y veía que tenía más control de su cuerpo y de su salud. Pasaron los años y, a sus treinta y cinco, quiso tener hijos sin pareja. Para ello se sometió a un tratamiento de reproducción asistida y le pautaron anticonceptivos previos al procedimiento. Fue entonces cuando tuvo un terrorífico y atroz *déjà vu*: volvió a sentirse exactamente igual que cuando era una adolescente depresiva y se tomaba la píldora, triste, apática y desganada. De este modo, entendió que aquella chica desanimada desde la adolescencia hasta los veinticinco no era ella y que pasó años creyendo que ésa era su personalidad.

En sus treinta se dio cuenta de que, entre todos los factores posibles, el que realmente tenía más peso para desencadenar ese hábito depresivo eran los anticonceptivos. Éstos eran los causantes del permanente malestar emocional que sufrió durante años. Así pues, se enfadó consigo misma por no haberlo visto antes, sintiéndose engañada, frustrada e ignorada, con una pregunta en la cabeza: «¿Por qué nadie me explicó nada?».

La historia de María no es inventada: es un caso muy típico que se repite con frecuencia en la consulta. A veces, cuando propongo un tratamiento a mujeres adultas, lo primero que me piden es que no quieren, bajo ningún concepto, tomar ningún tipo de hormonas. La razón es que han experimentado alguna historia similar a ésta en el pasado y no quieren volver a pasar por ello. Con esto no quiero decir que los anticonceptivos sean malos, porque nada es bueno o malo en sí mismo, sino que depende de cómo se utilice y del contexto clínico. Hay veces que, por supuesto, los anticonceptivos resuelven problemas importantes, y no tienen solo efectos adversos, sino también beneficiosos, que dan calidad de vida a muchísimas mujeres. De hecho, hay mujeres con problemas de salud que, gracias a los anticonceptivos, pueden vivir con bienestar. Y otras que los eligen simplemente por evitar el embarazo, una vez informadas de los pros y los contras, y que están encantadísimas.

Mi deseo con este libro es que no caigamos en una «dictadura de la salud», es decir, que cada persona sea libre de elegir cómo quiere enfocar su salud. Por este motivo, también cabe mostrar la otra cara de la moneda: la de aquellas mujeres que no han tenido suficiente información y a las que les hubiera gustado tomar una decisión diferente; o la de aquellas otras que sufren efectos adversos sin saberlo, o que no los relacionan con los anticonceptivos. No hay semana que en la consulta no trate a pacientes que están tomando un anticonceptivo y un antidepresivo a la vez, cuando puede que la depresión que están tratando precisamente sea un efecto adverso de la píldora.

Por otro lado, la asociación entre anticonceptivo y pérdida de libido y depresión ha sido poco estudiada. De hecho, siempre ha estado muy invisibilizada. Normalmente las mujeres adultas se dan cuenta rápidamente de esta asociación, pero no pasa lo mismo cuando se toman anticonceptivos desde edades muy tempranas. Por suerte, cada vez hay más trabajos publicados que la analizan. Hay uno de julio de 2023 de Ana Costa-Ramón y colaboradores que estudia el impacto de la píldora en adolescentes y que se titula «The oral contraceptive pill and adolescents' mental health» («La píldora anticonceptiva oral y la salud mental de los adolescentes»), que se encuentra fácilmente en internet.[1] En las conclusiones, se demuestra que la píldora aumenta un 17 por ciento la probabilidad de acudir a un psiquiatra, un 40 por ciento la probabilidad de recibir el diagnóstico de depresión, y un 65 por ciento el uso de antidepresivos.

Asimismo, hay mujeres que han sufrido problemas de pareja porque nunca tenían libido, y creían que ellas eran así, pero comprobaron que, al dejar los anticonceptivos, la libido volvía. En una ocasión, una paciente me dijo: «Al dejar la píldora me encontré con otro mundo nuevo de luz y color; estaba apagada y lo había normalizado». Y otra que, al dejar de tomársela, dejó de gustarle su pareja. Este caso me llamó mucho la atención, porque no es algo que suela salir en una consulta ginecológica. Entonces busqué si había algún estudio publicado sobre la elección de la pareja cuando estás con este tratamiento y *voilà*!, encontré trabajos que relacionaban el uso de la píldora anticonceptiva con el tipo de pareja que eliges. Había una evidencia experimental sobre cómo los efectos de la píldora influyen: las mujeres se sienten más atraídas por parejas con facciones faciales menos masculinas cuando toman anticonceptivos.[2] Sin embargo, también es cierto que eran estudios con ciertas limitaciones metodológicas los que habían llegado a estas conclusiones, y que después se publicaron otros que no encontraron tal asociación.

Aunque habrá que esperar a que existan más evidencias científicas al respecto, nada me sorprende. La ciclicidad hormonal que tenemos durante la edad fértil influye en el deseo, siendo mayor al llegar la ovulación, por lo tanto, si el anticonceptivo anula esta ciclicidad, tiene sentido que algo cambie en nuestro cerebro. Si además sabemos que en algunas mujeres esto puede afectar a la libido y terminar en depresión, es posible que también pueda influenciar la elección de la pareja. Más adelante ya veremos con detalle qué cambios se dan en nuestro cerebro durante el ciclo hormonal.

En cuanto a los anticonceptivos, hay que conocer y valorar todas las opciones posibles para tomar la decisión de forma libre e informada y, si nos producen efectos adversos o malestar, no lo normalicemos. En caso de decidir tomarlos, tras confirmar en la consulta que no tienes contraindicaciones para ello, debes tener en mente que son para darte calidad de vida. Si no es así y no te sientan bien, consúltalo con un especialista para valorar si hay otras posibilidades que sean más idóneas para tu caso.

Ahora bien, hay enfermedades en las que a veces no queda más remedio que tomar las pastillas para evitar sus consecuencias y poder tener calidad de vida, como en la endometriosis severa, que puede llegar a ser muy invalidante. También pueden mejorar problemas hormonales como el acné, el sangrado abundante, el dolor de la regla... ya que evitan que los ovarios hagan su función. Para simplificarlo: es como si el ovario *dijese*: «Ups, por aquí andan unas hormonas parecidas a las que yo fabrico, me iré de vacaciones mientras ellas estén aquí». Entonces creamos un orden *artificial* con estas hormonas que suministramos, por lo que desaparecen todos los síntomas del desorden hormonal. En cambio, si no hacemos nada y descuidamos aún más los hábitos, al dejar los anticonceptivos, probablemente todos esos síntomas vuelvan a manifestarse, incluso peor que antes. Se trata del mal llamado «síndrome pospíldora», que realmente es que el ovario abandona sus «vacaciones» y vuelve a «trabajar». Por tanto, si tuviste malos hábitos durante el tiempo que tomaste el anticonceptivo, posiblemente ahora ese ovario va a funcionar todavía peor.

Una opción que planteo a algunas mujeres que desean revertir rápidamente algunos síntomas como el acné o el hirsutismo de origen hormonal, pero que quieren inmediatez (con los tratamientos naturales la mejora es más lenta) y no estar tomando siempre pastillas, es pautarles anticonceptivos y, paralelamente, trabajar los hábitos. Una vez revertidos esos síntomas y con los hábitos ya bien establecidos, podemos retirar el anticonceptivo e ir valorando la evolución de la paciente. Es decir, las decisiones son personalizadas en función de las necesidades individuales y de cómo responde el cuerpo. Tomar una decisión no significa que ya no la podamos cambiar nunca. Además, no hay un tratamiento estándar válido para todo el mundo, dependerá de las necesidades y decisión de cada paciente. Cada persona ha de poder elegir lo que le haga estar más en consonancia con sus decisiones.

A su vez, para tomar las mejores decisiones, es importante saber qué hay detrás del desorden hormonal, en la raíz. Así, si por ejemplo tienes un hipotiroidismo que causa que tus reglas sean irregulares, ¿qué sentido tiene tomar anticonceptivos para regularizar el sangrado y dejar el hipotiroidismo sin tratar?

También cabe considerar que, ante un mismo problema, hay preferencias de tratamiento distintas. Por ejemplo, si estamos ante un problema de acné por un síndrome de ovarios poliquísticos, hay quienes prefieren resolverlo de manera rápida tomando un anticonceptivo, otras que optan por un tratamiento dermatológico, otras que deciden apostar por un enfoque integral a través de la nutrición y buenos hábitos, o bien quienes deciden tomar un anticonceptivo durante un tiempo combinándolo con buenos hábitos y, una vez eliminado el acné, parar.

En definitiva, hay muchas opciones, y no necesariamente se excluyen unas a otras. Aunque el acné o cualquier otro síntoma del desajuste hormonal mejora con un enfoque más natural, puede que en ese momento no tengas ni las ganas ni la motivación necesaria para cambiar de hábitos, o que estés muy acomplejada y quieras inmediatez. Por tanto, puedes elegir lo que se ajuste a lo que quieres en cada momento.

Uno de los propósitos de este libro es revelar el mundo que hay detrás de nuestras hormonas, cómo nos influyen, qué problemas se derivan, cómo se interrelacionan, qué es normal y qué no lo es, qué podemos hacer para gozar de mejor salud, etcétera. El conocimiento es la mejor herramienta para tomar las riendas de nuestra casa: nuestro propio cuerpo.

Esto no es un manual

Cuando en una consulta se plantea un tratamiento anticonceptivo, los profesionales tenemos que ver si hay contraindicación o no antes de recetarlo. Sin embargo, para mí hay algo que es crucial: la paciente debe estar en el centro de la decisión y dejar de lado los paternalismos. Hay tres cosas que debes tener claras como paciente que toma sus propias decisiones:

- *Para qué* **estás tomando un tratamiento.** Hay mujeres que dicen: «Me diagnosticaron síndrome de ovarios poliquísticos y tomo la píldora para que el ovario no tenga esos quistes» (más adelante ya hablaremos mejor del SOP), o «La tomo para regular mis reglas, ya que me venían cada 40-45 días». Estos *para qué* son erróneos desde el punto de vista médico, es decir, no son indicaciones médicas. Ante estos mismos casos, si los *para qué* son por decisión personal, entonces no me preocupa. Por ejemplo: «Los tomo porque quiero, conozco los riesgos y los beneficios, y a mí me compensan». El problema se da cuando una paciente cree que tiene que tomar anticonceptivos y que, de haber sabido que médicamente no eran necesarios, no los hubiera tomado.

- **Las otras posibles opciones.** Incluso si la balanza riesgos-beneficios está totalmente a favor de la terapia hormonal, se debe conocer el resto de las opciones dentro de las diferentes terapias. Por ejemplo, si tienes una endometriosis muy sintomática que precisa tratamiento médico no siempre ha de ser la píldora; hay otras posibilidades, como los gestágenos solos o el DIU hormonal, según cada caso. Además, no todo es tomar hormonas; por ejemplo, en el caso de la endometriosis, y en especial si es muy sintomática, lo ideal es el manejo multidisciplinar de la enfermedad.

- **No normalizar el malestar ni estar a disgusto con la decisión tomada.** Si algo no te sienta bien o simplemente cambias de opinión, háblalo con tu profesional de confianza, tanto si eliges un tratamiento médico como uno más natural. Hay mujeres que toman anticonceptivos y normalizan el malestar que les provocan porque no saben que es un efecto secundario. O justamente lo contrario: mujeres con terapias naturales que seguirlas les implica un gran esfuerzo diario, o una vida llena de privaciones, desde que se levantan hasta que se acuestan. En lugar de sentirse bien, están frustradas porque las cumplen al pie de la letra y no les sirven. Hay que ser más amable con una misma, porque está muy bien hacer todo lo que se pueda, pero en la salud no siempre podemos controlarlo todo. Hay que buscar el equilibrio e ir en consonancia con una misma.

1

El concepto de hormona

1.1. Sistemas de mensajería: hormonas y receptores hormonales

Todos los sistemas del organismo están interconectados gracias a la información que se mueve a través de diferentes mensajeros químicos. Principalmente contamos con tres sistemas de mensajería:

- **El sistema endocrino**: sus mensajeros son las hormonas.
- **El sistema nervioso**: sus mensajeros son los neurotransmisores.
- **El sistema inmunológico**: sus mensajeros son los mediadores inmunológicos.

Aunque en este libro nos centraremos en las hormonas (sistema endocrino), y más concretamente en las sexuales, irán saliendo conexiones entre las demás hormonas y sistemas del organismo, en especial el inmunológico y el nervioso, ya que estos tres sistemas tienen una muy estrecha relación de mensajería entre ellos.

Toda esta información que va circulando por el organismo hace que se mantenga la homeostasis, es decir, el equilibrio y la adaptación al medio, siendo el cerebro el «centro de operaciones» que lo controla todo. Por esta razón, a veces se habla de *sistema neuroinmune* para referirnos a la estrecha relación entre el sistema nervioso y el inmunológico; o también del *sistema neuroendocrino*, que alude a la conexión entre el sistema nervioso y el endocrino.

Asimismo, esta conexión es tan sustancial que existen mensajeros que podrían comportarse de forma mixta, como los que tienen la función de hormona y de neurotransmisor, dependiendo de dónde actúen. Sería el caso de la serotonina que funciona de neurotransmisor en el cerebro, pero también de hormona en otros lugares. Otro ejemplo es el de los mensajeros que pueden comportarse como hormona y como mediador inmunológico; éste sería el caso de las prostaglandinas. En toda esta red de información para la homeostasis interna existe una especialidad relativamente reciente llamada psiconeuroendocrinoinmunología, donde se aborda de manera integral la salud, contando con la integración de todos los sistemas.

En una ocasión una mujer me dijo: «¿Son las hormonas las que me hacen estar mal psicológicamente, o estoy yo mal psicológicamente y por eso se me alteran las hormonas?». En el organismo no existe una respuesta que dé una explicación lineal a este tipo de preguntas. Al final todos los sistemas están interconectados y se influencian unos a otros. Puede que tenga un problema externo en mi trabajo que me afecte psicológicamente, que después cambie a la conducción de mensajeros en el sistema nervioso, también a mis hormonas, a mi sistema inmune, etcétera. O puede que mi problema psicológico provenga de un déficit de progesterona en mi segunda fase del ciclo o de unos desajustes hormonales en la perimenopausia. O puede que, por el motivo que sea (una microbiota intestinal alterada, el tipo de alimentación, sedentarismo...), tenga un ambiente sistémico proinflamatorio y esta inflamación afecte a mi cerebro (neuroinflamación) produciéndome un estado de depresión.

Muchos de los problemas de salud no se entienden si no incluimos dos cosas: por un lado, el contexto biopsicosocial; y por el otro, las interconexiones entre estos sistemas de mensajeros. Hay muchos factores implicados en la salud y en la enfermedad y, aunque este libro se centra especialmente en las hormonas sexuales, irás viendo con más perspectiva el maravilloso mundo de conexiones que explica muchas cuestiones que se nos plantean y que no suelen ser bien entendidas.

Ahora bien, ¿qué son las hormonas? Se trata de unas sustancias químicas que se comportan como mensajeros en el cuerpo y que tienen innumerables funciones para el mantenimiento de la homeostasis en el organismo. Así pues, la endocrinología principalmente se centra en estos dos grandes campos: el metabolismo y la reproducción, implicando a las hormonas en muchísimas funciones:

- El crecimiento y el desarrollo.
- La regulación del equilibrio hidroelectrolítico, el metabolismo del calcio y el fósforo, y el metabolismo de los carbohidratos, los lípidos y las proteínas.
- El balance de líquidos y la tensión arterial, es decir, el equilibrio hidroelectrolítico.
- La capacidad sexual y reproductiva.
- Influyen en el estado de ánimo, en la forma de relacionarnos, el manejo del estrés y hasta en ¡el placer y el amor!

Respecto a la composición química, las hormonas se clasifican en los siguientes tipos:

- **Derivadas de aminoácidos** como la tiroxina y la melatonina.
- **Péptidos y proteínas.** Son aquellas formadas por cadenas de aminoácidos como el glucagón y la insulina.
- **Lipídicas.** Dentro de este grupo están las hormonas esteroideas, que son las que derivan del colesterol, como las hormonas sexuales.
- **Glucoproteínas.** Son proteínas unidas a hidratos de carbono como la FSH.

Las glándulas endocrinas son órganos especializados en la producción de hormonas y las principales son:

- El hipotálamo
- La hipófisis
- La glándula pineal
- El timo
- La tiroides
- La paratiroides
- Las glándulas suprarrenales
- El páncreas
- Los testículos
- Los ovarios

Además, las hormonas también pueden fabricarse en otras zonas no especializadas, como el cerebro, la piel, el tejido adiposo, el músculo... sin ser el hipotálamo y la hipófisis los que estimulan directamente la síntesis.

Para que se produzca el efecto de la hormona, ésta ha de unirse a su receptor celular correspondiente. En caso contrario, no habrá efecto por mucha hormona circulante que haya. Existen diferentes tipos de receptores, que se clasifican en intracelulares o extracelulares.

Imagen 1.1. Hormona + receptos = respuesta

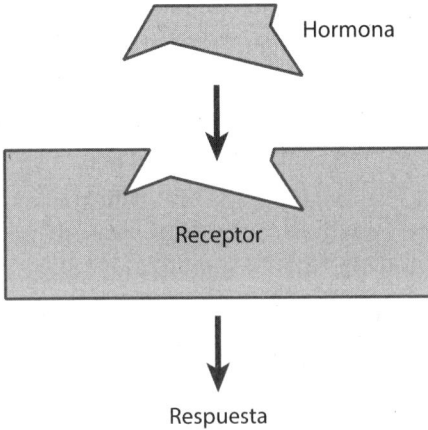

Fuente: © Salomart.

No obstante, las hormonas y los receptores no tienen una relación tan sencilla y no siempre se produce una misma respuesta. Desde luego que si fueran una pareja no les invadiría la monotonía. Para entender mejor esta compleja relación, hagamos un símil con una puerta: la cerradura sería el receptor hormonal; la llave, la hormona; y el movimiento de la puerta (si se abre o se cierra, hacia un lado o el otro, rápido o lento...), la respuesta o efecto hormonal.

Ahora imaginemos que la puerta tiene una cerradura, en la que pueden entrar diferentes llaves, y que la respuesta es diferente según el tipo de llave que usemos. Por ejemplo, con la llave A, la puerta se abre hacia un lado, y con la llave B, hacia el lado contrario. O pongamos el caso de que una misma puerta tiene varias cerraduras y que, dependiendo de dónde introducimos la misma llave, habrá una respuesta u otra. Según las combinaciones tendríamos las siguientes posibilidades:

- **Una misma hormona puede actuar sobre diferentes receptores dando lugar a distintas respuestas.** Es como si las puertas tuvieran diferentes tipos de cerraduras y la misma llave sirviera para todas, pero según el tipo de cerradura en la que metiéramos la llave, la puerta se abriría de una manera o de otra (hacia un lado o hacia el otro, de forma más rápida o más lenta...). Es decir, la respuesta de las puertas (efecto hormonal) sería diferente tanto a nivel cualitativo (tipo de respuesta) como cuantitativo (intensidad de la respuesta) en función de la cerradura (receptor) donde metiéramos la llave (hormona).

- **Un mismo receptor puede dar una respuesta diferente según la hormona que lo estimula.** Diferentes hormonas pueden actuar en el mismo receptor dando lugar a respuestas distintas, incluso antagónicas. Es como si tuviéramos una misma cerradura, pero diferentes llaves, y según la llave que escogiéramos la puerta respondiera de una manera o de otra, pudiendo dar funciones antagónicas: una llave haría que se abriera la puerta, y otra que se cerrara. La hormona que activa la respuesta del receptor sería la agonista y la que hace el efecto contrario en ese mismo receptor sería la antagonista. Además de los posibles efectos hormonales agonistas y antagonistas, una hormona puede dar diferentes intensidades de respuesta. Por un lado, puede comportarse como agonista total y dar una respuesta en toda su intensidad; si seguimos con el ejemplo anterior: abrir la puerta totalmente, o por el otro, como agonista parcial y abrir solo un poco la puerta. Dentro de los efectos antagonistas también tenemos el antagonismo total (cerrar totalmente la puerta) y el antagonismo parcial (cerrarla un poco).

- **Aspectos cuantitativos de las hormonas y receptores.** Nos referimos a la intensidad de respuesta que va en función de la cantidad de receptores y hormonas. A nivel cuantitativo, el efecto hormonal no solo depende de la cantidad de hormonas (a mayor cantidad de hormonas, más intensa la respuesta), sino también de la cantidad de receptores. Si tenemos mucha densidad de receptores para una hormona en un determinado tejido del cuerpo, las hormonas que lleguen a ese lugar ejercerán una potente actividad en dicha zona. En cambio, si no hay receptores, no habrá respuesta, por mucha hormona que llegue a ese tejido.[1]

Siguiendo con la analogía, imaginemos que tuviéramos muchas cerraduras iguales para un determinado tipo de llave. Cuantas más copias de llaves entren en esas cerraduras, más puertas abriríamos; pero si no hubiera llaves, no abriríamos ninguna puerta por muchas cerraduras que hubiera. En definitiva, el efecto es mayor cuantas más hormonas y receptores se encuentren.

- **Aspectos cualitativos de las hormonas**. Las hormonas pasan por procesos enzimáticos, se metabolizan y se transforman en nuevas moléculas con otras estructuras químicas diferentes, y también con efectos diferentes. Hay hormonas que tienen una forma química precursora, que después puede cambiar a otra forma hormonal ya activa. O también puede haber hormonas que se transformen en formas más activas o en menos activas; incluso en moléculas con efectos completamente diferentes. Volviendo a la llave, sería como si a través de diferentes factores externos cambiara de forma dando lugar a otras respuestas distintas.
- **Aspectos cualitativos de los receptores**. Los receptores, al igual que las hormonas, tampoco son estructuras estáticas, y pueden cambiar en función de muchos factores, lo que provocaría también modificaciones en la

respuesta. Ahora supongamos que la cerradura de la puerta (receptor) cambia, el movimiento de la puerta (respuesta hormonal) será diferente.

- **Proteínas transportadoras de hormonas**. Para rizar el rizo, algunas hormonas son transportadas en la sangre unidas a proteínas. En este caso, la hormona que realmente tiene actividad sería la fracción de hormona que está libre, es decir, la que no está unida a proteínas. Volviendo a la analogía, ahora imaginemos que tenemos muchas llaves (hormonas) y muchas cerraduras (receptores). Todas las llaves que estén guardadas en cajitas (proteínas transportadoras) no podrían actuar sobre las cerraduras, por lo que, a mayor número de cajitas transportando llaves, menos de ellas podrán entrar en las cerraduras.

1.2. Glándulas endocrinas: ejes de regulación hormonal

Las hormonas se forman en unas zonas especializadas, llamadas glándulas endocrinas, pero también en muchos otros tejidos del cuerpo.

Primero, hablemos de las glándulas endocrinas, que son: **la glándula pineal** (que produce melatonina), la tiroides (hormonas tiroideas), **la paratiroides** (parathormona), el timo (timosina), **las glándulas** Glándulas suprarrenales (andrógenos, glucocorticoides y mineralocorticoides), **el páncreas** (insulina y glucagón), **los testículos** (andrógenos), **los ovarios** (andrógenos, estrógenos y progestágenos), **el hipotálamo** y **la hipófisis**. Estas dos últimas están situadas en el cerebro y son centros neurálgicos, ya que también controlan otros órganos endocrinos a través de diversos ejes.

Imagen 1.2. Glándulas endocrinas

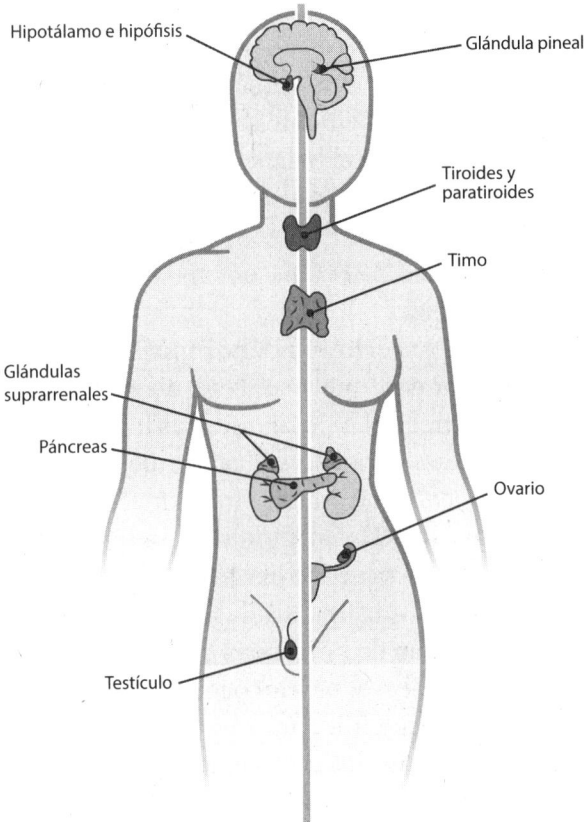

Fuente: © Salomart.

Así pues, el hipotálamo se encarga de producir hormonas y de estimular la hipófisis. Ésta a su vez responde al hipotálamo produciendo hormonas, algunas de las cuales actuarán directamente en diferentes tejidos del organismo y otras estimularán otras glándulas endocrinas periféricas para que produzcan sus hormonas. De este modo, la hipófisis tiene tres partes:

- **La hipófisis posterior o neurohipófisis**. Produce la oxitocina, que tiene efectos en las contracciones uterinas y en la eyección de la leche durante la lactancia, además de otros efectos en el cerebro y en el resto del organismo, y a la que se conoce como «hormona del amor»; y la hormona antidiurética (ADH), que está involucrada en el balance de líquidos del organismo a través de su efecto antidiurético.
- **La hipófisis media**. Produce la hormona estimulante de melanocitos (MSH), que estimula la síntesis de melanina en la piel.
- **La hipófisis anterior o adenohipófisis**. Libera diferentes hormonas, que, a su vez, son estimuladas por las procedentes del hipotálamo. Las hormonas liberadas por la adenohipófisis son las siguientes:
  - ACTH o corticotropina. Su producción es estimulada por la CRH (hormona liberadora de corticotropina) que procede del hipotálamo. Cuando la ACTH llega a las glándulas suprarrenales activa la producción de hormonas glucocorticoides y andrógenos. Entre los glucocorticoides tenemos el cortisol (conocida como la hormona del estrés, que causa cambios metabólicos, inmunológicos y cardiovasculares en el organismo). A este eje hormonal se le llama eje hipotálamo-hipófiso-adrenal (eje HHA), porque el hipotálamo con la CRH da la orden a la hipófisis; ésta liberará la ACTH, que a su vez dará la orden a las glándulas suprarrenales. CRH → ACTH → glucocorticoides y andrógenos.
  - TSH o tirotropina. Está estimulada por la TRH (hormona liberadora de tirotropina) procedente del hipotálamo. Una vez la TSH llega a la tiroides se encargará de estimularla para la producción de hor-

monas tiroideas (T3 y T4). Éste sería el eje hipotálamo-hipófiso-tiroideo: TRH (hipotálamo) → TSH (hipófisis) → T3 y T4 (glándula tiroides).

○ LH (hormona luteinizante) y FSH (hormona foliculoestimulante). Estas hormonas son las gonadotropinas, liberadas por la hipófisis, que a su vez son estimuladas por la GnRH (hormona liberadora de hormona gonadotropina) procedente del hipotálamo. En este caso hay un mecanismo complejo y la GnRH se libera por pulsos; dependiendo de cómo sea la cadencia de esos pulsos habrá un efecto de estímulo o de inhibición en la síntesis de la LH y la FSH en la hipófisis. La LH y la FSH se encargan de estimular la secreción de hormonas sexuales en el ovario y en el testículo. Éste es el eje hipotálamo-hipófiso-gonadal (en el caso de las gónadas femeninas, hipotálamo-hipófiso-ovárico; y en el caso de las gónadas masculinas, hipotálamo-hipófiso-testicular): GnRH (hipotálamo) → FSH y LH (hipófisis) → hormonas sexuales: estrógenos, progestágenos y andrógenos (gónadas).

○ GH u hormona del crecimiento. Se encarga fundamentalmente del crecimiento de los tejidos.

○ PRL o prolactina. Entre sus funciones destaca la producción de leche materna en la mama.

Asimismo, debemos saber que la regulación hormonal de los diferentes ejes se establece a través de los procesos de retroalimentación. Ésta puede ser positiva, cuando ejercen un estímulo para la producción hormonal; o negativa, cuando inhiben dicha producción. Por ejemplo, la TRH del hipotálamo estimula la hipófisis para que genere TSH (retroalimentación positiva), y ésta a su vez estimula la tiroides para la producción de hormonas tiroideas (retroalimentación positiva). Luego, las hormonas tiroideas, tras ser liberadas a la sangre, frenan la producción hormonal del hipotálamo y la hipófisis para bajar la producción de TRH y TSH, respectivamente (retroalimentación negativa). Así los ejes van autorregulándose en función de las necesidades.

Cuando, por ejemplo, vemos una TSH aumentada, aunque las hormonas tiroideas (T3 y T4) estén bien, significa que a la glándula tiroidea le está costando mantener su producción hormonal, de manera que la producción se mantiene a expensas de ser estimulada por altos niveles de TSH. Aunque el nivel de T3 y T4 sean correctos, la glándula no está funcionando de manera óptima. Es como el caso de la perimenopausia: cuando el ovario comienza a tener dificultades porque cuenta con poca reserva ovárica, se produce el primer cambio, que llega al final de la edad fértil, y que es la elevación de la FSH, es decir, el ovario sigue produciendo estrógenos a expensas de que la hipófisis lo estimula produciendo grandes niveles de FSH. Es como si la hipófisis estuviera *exprimiendo* al ovario para sacar la mayor producción de estrógenos posible dentro de la poca reserva que le queda.

Aunque el cerebro es un factor clave en la regulación de muchas de nuestras hormonas, éstas también se pueden fabricar en otros tejidos del organismo, sin que medie ni el hipotálamo ni la hipófisis.

Imagen 1.3. Regulación hormonal del hipotálamo e hipófisis

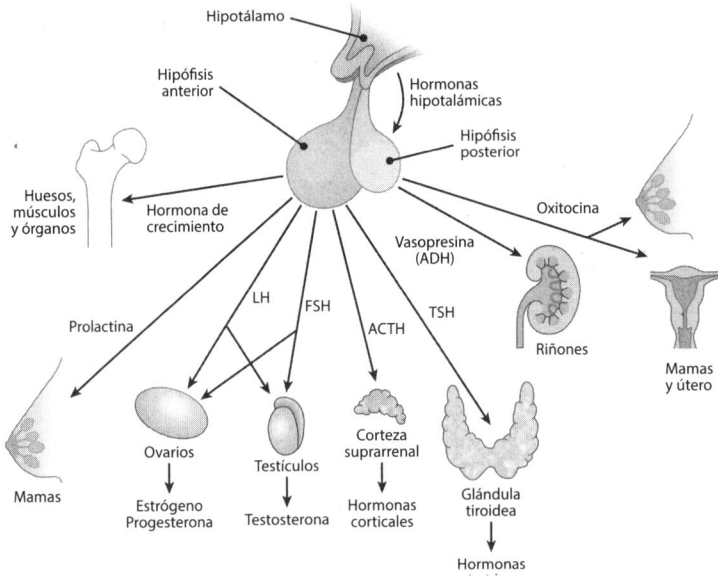

Fuente: © Salomart.

1.3. MÁS ALLÁ DE LA FUNCIÓN ENDOCRINA

Tradicionalmente, se ha definido a la hormona como la sustancia fabricada en una célula especializada que pasa a la sangre para finalmente ejercer su función en otra célula a distancia con el receptor específico para ello. Sin embargo, esta definición está obsoleta, porque solo contempla la función endocrina, y hay mucho más:

- Las hormonas pueden ser fabricadas por células no especializadas.
- Pueden tener funciones diferentes según los receptores sobre los que actúen.

- Tanto las hormonas como los receptores no son estructuras estáticas, sino que pueden cambiar.
- Las hormonas no necesariamente tienen que pasar a la sangre para ejercer su función en otras células, sino que pueden llevarla a cabo incluso en la misma célula donde hayan sido fabricadas.

Según el recorrido que hacen para producir su efecto hormonal, tenemos las siguientes funciones:

- **Función endocrina.** Sería el clásico caso de la síntesis de la hormona, que pasa al torrente sanguíneo y realiza su función en otra célula a distancia. Correspondería a esos estrógenos que, después de ser secretados por el ovario, pasan a la sangre y ejercen su función a distancia (en células de la mama, el endometrio, la vagina...).
- **Función paracrina.** Una vez formada la hormona, realizará su función en las células vecinas sin tener que pasar a la sangre en ningún momento.
- **Función autocrina.** La hormona es fabricada por una célula, sale de ella, pero vuelve a entrar en la misma célula para actuar sobre su receptor, es decir, ejerce la acción en la misma célula donde ha sido fabricada.
- **Función intracrina.** Coincide con el anterior caso, aunque en esta ocasión ni siquiera sale la hormona de la célula donde ha sido fabricada, sino que ejerce directamente su función dentro de ella.

Imagen 1.4. Función endocrina, paracrina, autocrina e intracrina

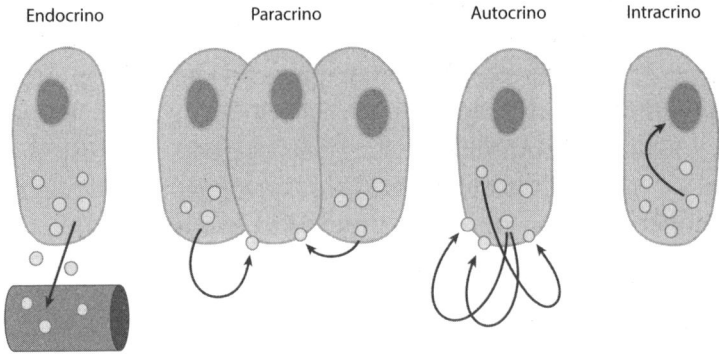

Endocrino   Paracrino   Autocrino   Intracrino

Fuente: © Salomart.

Un ejemplo de estas tres últimas funciones con los estrógenos sería cuando éstos son sintetizados directamente en la propia mama o en el útero a partir de sus precursores, produciendo después sus efectos (paracrinos, autocrinos o intracrinos) en el mismo tejido sin pasar a la sangre.

En el caso de la menopausia, el ovario no produce estrógenos, pero las glándulas suprarrenales sí que fabrican andrógenos. Éstos son convertidos en estrógenos en algunos tejidos y esta conversión de andrógenos a estrógenos es posible gracias a unas enzimas llamadas aromatasas. Si estos estrógenos hacen efectos paracrinos, autocrinos e intracrinos y no pasan al torrente circulatorio, no podrían ser detectados en una analítica de sangre. Por este motivo, cuando las pacientes me preguntan: «¿Por qué no me haces un análisis para ver si tengo hiperestronismo y por ende determinar si tengo más riesgo de enfermedades estrogenodependientes?», les explico que una simple analítica hormonal que mide el 17-beta estradiol no va a determinar este riesgo, ya que con ella solamente vemos el nivel de uno de los estrógenos y en un momento concreto, cuando oscilan a lo largo del ciclo. Además, la analítica tampoco detecta si hay metabolitos intermedios de los estrógenos, que tienen incluso un efecto estrogénico más potente que el propio 17-beta estradiol; ni tampoco si tienes muchas aromatasas en las mamas o en cualquier otro tejido, con producción local de estrógenos y efectos no endocrinos de los estrógenos en la misma mama; ni tampoco si tienes muchos receptores estrogénicos en algunos tejidos, etcétera.

El hiperestronismo es una condición de exceso de estrógenos, cuyo diagnóstico es clínico, es decir, significa que nos basamos en los síntomas y/o hallazgos en la exploración de la paciente, pero no en la analítica, por lo que normalmente no es un diagnóstico analítico.

Entonces, ¿para qué sirve la analítica hormonal para ver los estrógenos? La analítica hormonal clásica con 17-beta estradiol, FSH y LH es muy útil para saber si hay problemas en la producción hormonal en algún punto del eje hipotálamo-hipófiso-ovárico, y diferencia si este posible problema es de tipo central (el hipotálamo sería la causa del mal funcionamiento) o periférico (cuando lo es el ovario). Además, esta analítica tiene que hacerse en un determinado momento del ciclo y, más allá de la valoración del eje hormonal, no nos sirve para el diagnóstico de otras condiciones que pueden ocasionar enfermedades hormonodependientes. Así, si por ejemplo tengo una endometriosis, aunque se trate de una enfermedad estrogenodependiente, hacerme una analítica para ver los estrógenos no me va a dar ninguna información útil acerca de ella.

Hay enfermedades estrogenodependientes como la endometriosis, los tumores de mama, los miomas, los pólipos endometriales... en las que el tejido afectado puede tener una gran cantidad de aromatasas (enzimas que se encargan de la producción de estrógenos a partir de los andrógenos), de manera que el tejido enfermo fabrica sus propios estrógenos *alimentando* a la enfermedad.

Hasta incluso puede ocurrir que se manifieste una enfermedad estrogenodependiente en una situación en la que precisamente los estrógenos en sangre estén bajos. Por ejemplo, en la menopausia, los niveles de estrógenos en sangre son muy bajos porque el ovario ya no produce hormonas. Entonces, ¿por qué podría haber un cáncer de mama estrogenodependiente? Podría deberse a estas dos situaciones:

- **Tener muchísimos receptores en la mama.** Cuando hay muchos receptores de estrógenos en un tejido, en este caso el tejido mamario, los estrógenos no necesariamente tienen que estar por las nubes para que exista una potente acción estrogénica. Aunque sean pocos los estrógenos que lleguen puede producirse un gran efecto debido a la densidad de los receptores. También depende de los tipos de receptores; en este caso, el efecto se acentuaría aún más si el predominante fuera el receptor alfa. Cabe saber que los tipos de receptores de estrógenos pueden ser alfa o beta, y el efecto estrogénico sobre los receptores alfa es muchísimo más potente que sobre los receptores beta.
- **Tener muchísimas aromatasas en la mama.** Ahora imaginemos que tenemos mucha cantidad de aromatasas, que es la enzima necesaria para que se produzcan los estrógenos y que se encarga de transformar los andrógenos en estrógenos. Con mucha aromatasa, también habrá mucha síntesis local de estrógenos, a partir de los andrógenos que llegan procedentes de las glándulas suprarrenales. Estos estrógenos sintetizados en la misma mama pueden producir efectos autocrinos,

paracrinos e intracrinos. Ahora bien, si las aromatasas se inhiben, se evita la producción de estrógenos, lo que disminuye el riesgo de progresión del cáncer. De aquí, los fármacos inhibidores de la aromatasa para el tratamiento del cáncer de mama estrogenodependiente.

Asimismo, otro posible origen podría estar en sustancias exógenas como los disruptores endocrinos, que tienen un efecto estrogénico potente en el organismo.

Por eso, si encontramos muchos síntomas de hiperestronismo, como el sangrado abundante, tensión mamaria, tendencia a tener miomas, pólipos endometriales u otras patologías estrogenodependientes, afirmamos que hay hiperestronismo, sin la necesidad de recurrir a un análisis de sangre.

2

Las hormonas esteroideas

2.1. Cuáles son y cómo se sintetizan

Las hormonas esteroideas son las que derivan del colesterol. Se fabrican principalmente en las gónadas y en las glándulas suprarrenales y se dividen en los siguientes grupos (los tres primeros están dentro de las hormonas sexuales):

- **Progestágenos**: incluyen la progesterona, la 17-alfahidroxiprogesterona, la pregnenolona y la 17-alfahidroxipregnenolona, y son secretados por los ovarios.
- **Estrógenos**: están formados por el estradiol, el estriol y la estrona, y son secretados por los ovarios, aunque también por otros tejidos periféricos.
- **Andrógenos**: son la testosterona, la dehidroepiandrosterona, la androstenediona, el androstenediol y la dihidrotestosterona. Las glándulas que secretan andrógenos son los ovarios y las glándulas suprarrenales.
- **Mineralocorticoides**: es la aldosterona y es secretada por las glándulas suprarrenales.
- **Glucocorticoides**: los forman el cortisol y la corticosterona, y son secretados por las glándulas suprarrenales.

Imagen 2.1. Formación de las hormonas esteroideas

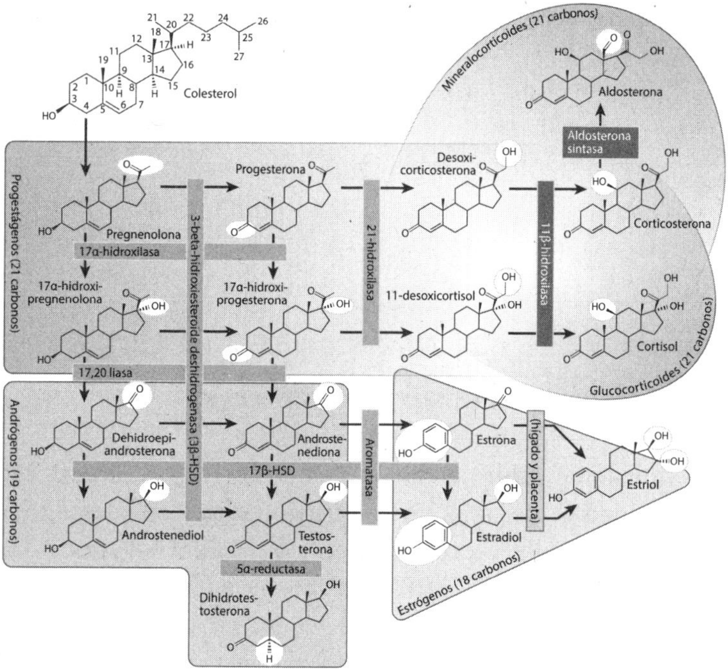

Fuente: © Salomart.

Como podemos ver en la imagen anterior, la producción de las hormonas sexuales comienza con la molécula del colesterol, a partir de la cual se sintetizan los progestágenos (como puedes ver en la imagen 2.1: la progesterona, la 17-alfahidroxiprogesterona, la pregnenolona y la 17-alfahidroxipregnenolona). Después, a través de una serie de enzimas, éstos se transforman en andrógenos (como puedes ver en la imagen 2.1, serían: dehidroepiandrosterona, androstenediona, androstenediol, testosterona y dihidrotestosterona) y, finalmente, estos últimos en estrógenos, gracias a las famosas aromatasas (estrona, estradiol y estriol). Dicho de forma más simple: para producir un estrógeno, partimos del colesterol, que se transformará en progestágeno, después en andrógeno y, por último, en estrógeno.

2.2. HIPERANDROGENISMOS

Asimismo, en la imagen 2.1 observamos que, para la formación de las otras hormonas esteroideas no sexuales (los glucocorticoides y los mineralocorticoides), el colesterol se transforma en progestágenos y, a continuación, pasa a través de la enzima 21-hidroxilasa a mineralocorticoides y glucocorticoides. Una de las causas del hiperandrogenismo, el exceso de andrógenos, es por un déficit de 21-hidroxilasa, ya que esto impide la ruta de transformación a glucocorticoides y mineralocorticoides, que la desvía hacia la formación de andrógenos.

Por la **deficiencia clásica** de 21-hidroxilasa, hay una nula actividad de esta enzima, que hace que la exposición a andrógenos en la etapa fetal pueda dar lugar a la presencia de genitales ambiguos en las niñas, además de otros problemas derivados de la no producción de mineralocorticoides y glucocorticoides. En cambio, por la **deficiencia no clásica** de 21-hidroxilasa, hay cierta actividad enzimática (no un déficit total de actividad), que causa que el cuadro clínico sea menos severo, pudiendo manifestarse simplemente unos niveles de andrógenos suprarrenales un poco elevados y dando lugar a algunos síntomas virilizantes (acné, hirsutismo, alopecia...) que pueden aparecer en la niñez, la adolescencia o la adultez temprana.

Ya que hemos mencionado algunas de las enzimas más conocidas en todos estos procesos de transformación entre las hormonas esteroideas (la aromatasa y la 21-hidroxilasa), cabe mencionar la 5-alfa reductasa por su implicación en algunos hiperandrogenismos que generan alopecia e hirsutismo. Como se observa en la imagen 2.1, esta enzima 5-alfa reductasa es la encargada de transformar la testosterona en dihidrotestosterona, un andrógeno mucho más potente que la mismísima testosterona y que, además, no puede transformarse a estrógenos por las aromatasas, a diferencia de los otros andrógenos.

Asimismo, un exceso de transformación a dihidrotestosterona favorece la alopecia y el hirsutismo. En este sentido, existe un fármaco llamado finasteride, que es un inhibidor de la 5-alfa reductasa y que se utiliza para la alopecia androgenética en hombres y en mujeres. También está la versión natural para inhibir esta enzima: el *Saw Palmetto*, que se utiliza para la alopecia androgenética, aunque actualmente la evidencia científica es limitada.

En definitiva, el hiperandrogenismo puede deberse al aumento de producción de andrógenos por parte del ovario, como en el síndrome de ovarios poliquísticos; o por parte de las glándulas suprarrenales, como la hiperplasia suprarrenal congénita por déficit de 21-hidroxilasa. No obstante, también hay otros síntomas de hiperandrogenismo sin tener un aumento de la producción de andrógenos:

- Cuando hay una disminución de la proteína transportadora de la testosterona, que provoca que haya más testosterona libre. Por ejemplo, el hipotiroidismo puede causar la disminución de esta proteína.
- Cuando hay un incremento a nivel cutáneo de la enzima 5-alfa reductasa. En este caso, se produce una gran transformación de testosterona a dihidrotestosterona en el propio folículo pilosebáceo, favoreciendo el hirsutismo, la alopecia y el acné, ya que,

como ya dijimos, esta hormona tiene un efecto androgénico muchísimo más potente que la propia testosterona.

- Cuando hay mucha densidad de receptores androgénicos en la piel.

2.3. DÓNDE SE SINTETIZAN LAS HORMONAS ESTEROIDEAS

Veamos ahora los lugares de síntesis de las hormonas sexuales:

- **Los andrógenos**. Se sintetizan tanto en el ovario como en las glándulas suprarrenales. Al llegar la menopausia se mantiene la producción en las suprarrenales.
- **Los estrógenos**. No se sintetizan en las glándulas suprarrenales. Se producen en el ovario y en los tejidos periféricos como la mama, la piel, el cerebro... a través de las enzimas aromatasas. Al llegar la menopausia la producción de estrógenos será en aquellos tejidos que tengan aromatasas a partir de los andrógenos que proceden de las glándulas suprarrenales.
- **Los progestágenos**. Casi la totalidad de progestágenos se producen en el ovario. En este grupo, la hormona que más destaca es la progesterona, a la que llamo «hormona tonta» porque a la mínima de cambio baja su producción. El motivo es que en su práctica totalidad se fabrica en el cuerpo lúteo del ovario, que es la estructura resultante de la ovulación. Es decir, en cuanto el eje hipotálamo-hipófiso-ovárico sufre cualquier pequeño desequilibrio, lo primero que falla es la

ovulación. Por eso, la primera hormona afectada que bajará su producción será la progesterona. De igual forma, el ovario produce más fácilmente estrógenos que progesterona. Entonces, mientras el ovario siga funcionando, cualquier falla en el equilibrio hará que la producción de progesterona disminuya más que la de estrógenos.

Como hemos comentado anteriormente, aparte de las hormonas sexuales, también son hormonas esteroideas los **glucocorticoides** y los **mineralocorticoides**, los cuales se sintetizan en las **glándulas suprarrenales**. Por un lado, los mineralocorticoides favorecen la retención de agua y sodio y mantienen la tensión arterial (el hiperaldosteronismo, que es una enfermedad endocrina en la que hay un exceso de producción de aldosterona, produce hipertensión arterial). Por el otro, los glucocorticoides regulan principalmente la respuesta inmune y el metabolismo de los lípidos, los hidratos de carbono y las proteínas.

2.4. HORMONAS SINTÉTICAS

Las hormonas sintéticas cuentan con una estructura muy similar a las hormonas que fabrica el cuerpo. No son exactamente iguales que las hormonas naturales, a diferencia de las hormonas bioidénticas, que sí que lo son y que, por lo tanto, actúan de una forma más parecida a las hormonas naturales sobre los mismos receptores (aunque para asemejarse más aún a la acción de las hormonas naturales han de suministrarse vía vaginal o transdérmica, ya que si se administran vía oral sufren determinados cambios metabólicos por el hecho de pasar por el tubo digestivo).

Si recuperamos la analogía de la puerta, es como si las hormonas, que son las llaves, cuando son sintéticas y, por tanto, un poco diferentes a las *originales*, abrieran las cerraduras no exactamente igual que las llaves originales. Al no actuar de la misma manera sobre los mismos receptores que las hormonas naturales, podrían producirse los siguientes efectos:

- Pueden comportarse sobre los receptores como agonistas, ejerciendo el mismo efecto que la hormona original en el receptor; como antagonistas, haciendo el efecto contrario; o pueden tener ambos efectos en función de los lugares donde actúen.
- Pueden activar el receptor con intensidad diferente a la hormona *original*, comportándose como agonista total o parcial, o como antagonista total o parcial.
- Pueden estimular o bloquear otros receptores que estaban diseñados para otras hormonas diferentes a la hormona *original*.

Así, todos estos efectos pueden combinarse de muy diversas formas. A continuación veremos algunos ejemplos en la terapia hormonal sustitutiva y en los anticonceptivos.

Terapia hormonal sustitutiva

En la menopausia, el ovario deja de producir estrógenos y progestágenos. A su vez, hay terapias hormonales sustitutivas que tratan de simular el efecto de estas hormonas, como las terapias de estrógenos con o sin progestágenos en función de si la mujer tiene útero o no.[1] Sin embargo, hay otras moléculas sintéticas que se utilizan como terapia hormonal sustitutiva y que tienen varios efectos mezclados.

Por ejemplo, la **tibolona** adopta la función de estrógeno, progestágeno y andrógeno según la zona del organismo donde actúe; el efecto androgénico de esta molécula es responsable del aumento de libido que suele darse en las mujeres que toman este tratamiento. Otro caso es el ospemifeno, que se comporta como estrógeno y antiestrógeno, y el efecto es tejido-dependiente, de manera que es como un agonista estrogénico, es decir, como un estrógeno, en tejidos como la vulva y la vagina (ideal para tratar la atrofia genitourinaria). Por otro lado, se comporta como antagonista estrogénico o antiestrógeno en la mama y en el endometrio, lo que daría un efecto protector para evitar el cáncer de mama y endometrio pues, como ya sabemos, el estímulo estrogénico en mama y en endometrio favorece el cáncer de ambos. El ospemifeno está dentro del grupo farmacológico de los SERM (moduladores selectivos de los receptores estrogénicos); el problema es que no es bueno para otros síntomas de la menopausia como los sofocos. De ahí que después se diseñara la molécula bazedoxifeno, que presenta una mejora con respecto a los SERM.

Así pues, el **bazedoxifeno** está en el grupo de los TSEC (terapia con el complejo estrogénico selectivo tisular) y tiene un efecto estrogénico más amplio, no solo para la atrofia genitourinaria sino también mejora todos los síntomas del climaterio, incluidos los sofocos. Además, tienen un efecto estrogénico en el hueso, por lo que previene la osteoporosis, y también mantiene el efecto antiestrogénico como los SERM sobre el tejido endometrial y el mamario, con la consiguiente prevención del cáncer de mama y de endometrio. Sobra decir que todos estos son medicamentos y que, por tanto, tienen su ficha técnica con las indicaciones, contraindicaciones y efectos adversos, de modo que, antes de administrarse un tratamiento hormonal del tipo que sea, hay que hacer una adecuada valoración de los riesgos y beneficios en la consulta médica.

Anticonceptivos

En el caso de los anticonceptivos hormonales combinados, éstos están constituidos por un estrógeno y un progestágeno, mientras que la minipíldora solo tiene progestágenos. Al tomar estas hormonas sintéticas similares a las que fabrica el ovario, éste deja de producir hormonas y, debido al reposo ovárico que producen, desaparecerá la ovulación. Finalmente, sin ovulación no habrá embarazo.

El estrógeno que contienen la mayoría de los anticonceptivos hormonales combinados es el etinilestradiol, que es sintético, de alta potencia y cuya dosis varía según el tipo de preparado. Hay otros dos preparados con estrógeno natural: el valerato de estradiol y el 17-beta estradiol. En cuanto a los progestágenos sintéticos, también llamados gestágenos, existen muchas más variantes que les confieren otros efectos añadidos:

- Los gestágenos con efectos **proandrogénicos** se comportan como andrógenos en determinados receptores y pueden tener efectos secundarios como efectos virilizantes: aumento del vello, acné...
- Los que tienen efectos **antiandrogénicos** justamente hacen el efecto contrario: aparte de su efecto progestágeno, tienen efecto antagonista sobre los receptores de andrógenos.
- Existen gestágenos con un efecto **mineralocorticoide** que favorecen la retención de líquidos.
- Otros tienen un efecto **antimineralocorticoide** y, en cambio, evitan la retención de líquidos.

Obviamente preferimos los progestágenos sintéticos que tengan más efecto antimineralocorticoide, para que no retengan líquidos, y más antiandrogénico para que no produzcan efectos virilizantes.

A continuación, encontrarás una tabla con diferentes progestágenos clasificados según sus efectos. El signo (+) significa los efectos agonistas, y el (–), los antagonistas. Cuantas más veces se repita el signo, más fuerte es ese efecto. Por ejemplo, el acetato de ciproterona tiene dos signos (++) en efecto antiandrogénico, por lo que es el progestágeno más antiandrogénico de todos. Éste es el gestágeno que lleva el famoso anticonceptivo Diane 35 (acetato de ciproterona 2 mg/etinilestradiol 0,035 mg). Menciono el nombre comercial como excepción, porque se trata de un anticonceptivo muy antiguo y conocido, y de esta forma será más fácil identificarlo.

De tal forma, el anticonceptivo con acetato de ciproterona se indica especialmente en casos en los que pretendemos conseguir un efecto antiandrogénico muy potente para tratar todos esos síntomas que derivan del hiperandrogenismo, como el hirsutismo, la alopecia androgénica... La drospirenona tiene un efecto antiandrogénico, aunque menor que el del acetato de ciproterona, y un buen efecto antimineralocorticoide (++), por lo que evita la retención de líquidos. A veces, en caso de hiperandrogenismo, se utilizan simultáneamente un anticonceptivo y otro fármaco de la familia de los antiandrógenos.

Tabla 2.1. Efectos biológicos de los progestágenos

Progestágeno	Proges-tagénico	Antian-drogé-nico	Anties-trogé-nico	Estrogé-nico	Andro-génico	Gluco-corticoi-deo	Antimine-ralocorti-coide
Acetato de clormadinona	+	+	+	-	-	+	-
Acetato de ciproterona	+	+ +	+	-	-	+	-
Drospirenona	+	+	-	+	-	-	++
Noretisterona	+	-	+	+	+	-	
Linestrenol	+	-	+	+	+	-	-
Noretinodrel	+/-	-	+/-	+	+/-	-	-
Levonorgestrel	+	-	+	-	+	-	-
Norgestimato	+	-	+	-	+	-	-
Desogestrel	+	-	+	-	+	-	-
Gestodeno	+	-	+	-	+	+	+
Dienogest	+	+	+/-	+/-	-	-	-

Fuente: Elaboración propia.

Igualmente, otra hormona sintética que se utiliza para tratar los síntomas del hiperandrogenismo en las mujeres es la **espironolactona**. Ésta no es un anticonceptivo, y tiene un efecto mixto: se comporta como antagonista de los mineralocorticoides y como antagonista de los andrógenos. Con su efecto antagonista sobre los receptores de los mineralocorticoides (efecto antimineralocorticoide) actúa como diurético, bajando la tensión arterial, por lo que es un medicamento que se utiliza también para la hipertensión arterial. Y por su efecto antagonista de los andrógenos (antiandrogénico), se aplica en mujeres con síntomas virilizantes como hirsutismo y acné, y de paso evita la retención de líquidos por ser anti-mineralocorticoide.

Dentro de los anticonceptivos hormonales tenemos:

- **Los anticonceptivos hormonales combinados**. Son los que tienen estrógenos y progestágenos. Cuentan con diferentes formatos de administración: en formato oral, que es lo que llamamos popularmente la píldora; en formato anillo vaginal y en formato parche. Los hay con más dosis o menos dosis, con dosis fija o con dosis variable.

- **Los anticonceptivos con solo progestágenos sintéticos**, o también denominados indistintamente gestágenos o progestinas. Éstos pueden suministrarse en formato oral (que se los llama la minipíldora); en formato de inyección trimestral; en formato DIU, es decir, el DIU hormonal; o en formato de implante hormonal, que corresponde a una pequeña varilla que se inserta bajo la piel de la parte superior del brazo.

Llegados a este punto, quizá os preguntaréis: «¿Y la píldora poscoital?». Hay de dos tipos:

- Una contiene gestágeno, concretamente el **levonorgestrel**, y se utiliza en una sola dosis de 1,5 mg. Solo es efectiva en las primeras 72 horas tras la relación coital sin protección, pero es más eficaz cuanto antes se tome. Impide la liberación del óvulo para ser fecundado; si ya se ha producido un embarazo no sirve de nada.

- La otra es el **acetato de ulipristal** 30 mg, que es un modulador selectivo de los receptores de la progesterona, que se toma en un único comprimido. Hay que tomarlo lo antes posible después de haber mantenido la relación sexual de riesgo de embarazo y, como máximo, dentro de los cinco días siguientes.

2.5. Relación entre el eje hormonal hipotálamo-hipófiso-ovárico (HHO) y el eje del estrés hipotálamo-hipófiso-adrenal (HHA)

Desde luego que la naturaleza no dio puntada sin hilo y diseñó el cuerpo de manera que el estrés y la reproducción no se llevaran bien. Por tanto, si hay estrés mejor no gastar recursos para la reproducción. El funcionamiento hormonal reproductivo sigue teniendo la misma naturaleza de cuando vivíamos en las cavernas. Y claro, en aquella época, tenía todavía más sentido esta estrecha relación, ya que el estrés de entonces se asociaba en general a situaciones donde verdaderamente había una amenaza para la supervivencia, por lo que era mejor no embarazarse ante estas circunstancias. Por este motivo, el eje reproductivo hipotálamo-hipófiso-ovárico (HHO) está tan estrechamente relacionado con el eje del estrés hipotálamo-hipófiso-adrenal (HHA), que libera la hormona del estrés, el cortisol.

Asimismo, este eje del estrés funciona de la siguiente forma: ante una situación de peligro, el hipotálamo comienza a liberar una hormona llamada CRH, que estimula la hipófisis para la producción de ACTH, y esta última a su vez llegará a las glándulas suprarrenales para gatillar la producción de cortisol, además de catecolaminas (adrenalina y noradrenalina, que son las responsables de activar el sistema nervioso simpático, el que nos acelera la frecuencia cardiaca y la respiración, nos dilata las pupilas...). El cortisol induce cambios cardiovasculares, inmunológicos y metabólicos, orientados a proteger nuestra supervivencia. Por tanto, el estrés es un mecanismo de protección, destinado a ponernos a salvo de los peligros. Si no, ¿te imaginas si viéramos un león en la selva y nos quedáramos tan panchos y tranquilos? Duraríamos tres telediarios en la Tierra.

El cortisol no solo se produce ante una situación de estrés, sino que es necesario para mantener muchas funciones reguladoras en el organismo, a nivel metabólico, inmunológico... Sigue un patrón circadiano: por la mañana lo tenemos más elevado y va disminuyendo a lo largo del día, estando más bajo por la noche. La alteración de esta curva se ha relacionado con la fatiga crónica. Ahora bien, cuando hay una situación de estrés es cuando se produce cortisol en grandes cantidades, nada que ver con la producción normal que tenemos en condiciones no estresantes.

Aunque en la vida moderna el estrés suele ser menos intenso que cuando vivíamos en las cavernas (por suerte, no nos vamos encontrando mamuts por las calles) suele mantenerse mucho más en el tiempo. El cuerpo está preparado para tener un pico de estrés frente a situaciones determinadas, pero otra cosa es estar siempre con un estrés mantenido. Los cambios que produce el cortisol de una forma sostenida en el tiempo van agotando los recursos del organismo y, a largo plazo, pueden darnos más predisposición a determinadas enfermedades cardiovasculares, metabólicas, digestivas, inmunológicas...

También el estrés puede afectar a nuestra salud hormonal y reproductiva, puesto que, como ya hemos dicho, estos dos ejes, el hipotálamo-hipófiso-ovárico y el hipotálamo-hipófiso-adrenal, están muy relacionados entre sí. Los altos niveles de cortisol alteran los pulsos de la GnRH en el hipotálamo, y con ello se altera el equilibrio del eje hormonal hipotálamo-hipófiso-ovárico, lo cual puede generar fallas en la ovulación. En consecuencia, todo lo que altere la ovulación hará que sinteticemos menos progesterona. Esto también tiene su lógica puesto que la progesterona es la hormona progestación.

En resumen, si una mujer sufre estrés, no vale la pena gastar recursos en el organismo para gestar un bebé, porque fallará la ovulación y la primera hormona que comenzará a caer con el estrés va a ser la progesterona.

Para garantizar la supervivencia, el cortisol utiliza los depósitos de glucógeno. Así aumenta los niveles de glucosa en sangre, lo que lleva finalmente a un aumento de la insulina para introducir esta glucosa en las células y aportarles energía. Estos picos de insulina que se generan con el estrés aumentan la actividad de las aromatasas (la insulina activa las aromatasas), por lo que esto favorece aún más la producción de estrógenos. Esto, sumado a que se alteran los pulsos de la GnRH impidiendo la ovulación, hace que el balance estrógenos-progestágenos esté a favor de los estrógenos. Por estas razones, el estrés siempre empeora las enfermedades estrogenodependientes como la endometriosis y, por supuesto, cualquier enfermedad donde haya una disfunción inmunológica y/o cardiometabólica.

El organismo siempre se adapta a lo que hay: si no hay condiciones para el embarazo vamos a *sacrificar* la progesterona (la hormona progestación). Todo lo que sea hostil para el organismo (malos hábitos, tóxicos ambientales, estrés...) puede afectar al eje HHO, y en primer lugar a la producción de progestágenos, desviando el equilibrio estrógenos-progestágenos hacia los estrógenos.

El caso real de esta paciente lo ejemplifica: cuando rompió con su pareja dejó de tener síndrome premenstrual y dolor con la regla, pues ambos empeoran cuanto más hiperestrogenismo haya. Tenían una relación tóxica, estaba alerta todo el tiempo y sufría ansiedad continuamente. Con sesiones de terapia consiguió salir del bucle en el que estaba metida y dejó atrás aquella pesadilla definitivamente. Una vez su psicoterapeuta le dio el alta, dejó de tener síntomas de hiperestrogenismo. Obviamente, el estrés es una de las cosas que podría explicar lo que le ocurrió, pero hay muchos más factores. Además, no todas las personas reaccionamos de la misma forma ante los mismos estímulos: cada cuerpo es diferente y los seres humanos somos tremendamente complejos.

Cuando el estrés, ya sea físico o mental, es intenso y duradero podría llegar a interrumpir totalmente la función del eje hipotálamo-hipófiso-ovárico, por lo que dejarían de producirse en el ovario tanto estrógenos como progestágenos, dando lugar a una ausencia de regla a la que llamamos amenorrea central o hipotalámica, ya que es el hipotálamo el que interrumpe totalmente al eje. El hipotálamo *interpreta* que no está la cosa para gastar recursos y, como es lógico, el organismo siempre priorizará la supervivencia a la fertilidad.

En definitiva, ante el estrés, lo primero que dejamos de producir son progestágenos. El equilibrio hormonal se desvía hacia una situación de hiperestrogenismo, y si el estrés es aún más intenso y duradero, pasaríamos después al cese total de la actividad ovárica, es decir, ni producción de progestágenos ni de estrógenos.

2.6. Vitamina D: ¿podría considerarse una hormona esteroidea más?

Las hormonas procedentes de las glándulas suprarrenales (mineralocorticoides, glucocorticoides y andrógenos) y las procedentes de las gónadas (estrógenos, progestágenos y andrógenos) se denominan hormonas esteroideas porque derivan del colesterol. La vitamina D, aparte de encontrarla en los alimentos, también la sintetiza el organismo a partir del colesterol gracias a la incidencia del sol en la piel. Está involucrada en infinidad de procesos que tienen una estrecha relación con la función de las hormonas sexuales. Por eso parece más una hormona esteroidea que una vitamina.

Cuando la piel se expone a la luz solar ultravioleta B, se produce la conversión del 7-dehidrocolesterol en previtamina D (colecalciferol), que luego se transforma en 25-hidroxivitamina D^3 (calcidiol) en el hígado. Finalmente, la vitamina D^3 se transforma en su forma biológicamente activa, el 1,25-dihidroxivitamina D^3 (calcitriol), en el riñón. Al igual que las hormonas sexuales, la vitamina D está involucrada en la regulación inmunológica y cardiovascular, en el metabolismo, en el hueso, en el sistema nervioso..., por lo que su déficit se ha asociado al cáncer, la esclerosis múltiple, la hipertensión arterial y otras enfermedades cardiovasculares, la enfermedad inflamatoria intestinal, etcétera.

Como hemos visto, tiene muchas cosas en común con las hormonas sexuales: regula prácticamente los mismos sistemas (sistema cardiovascular, sistema inmunológico, el metabolismo, el hueso, el cerebro...) y se sintetiza a partir del colesterol, por lo que más que una vitamina parece una hormona esteroidea más. Las principales funciones de la vitamina D son:

- **Regulación del calcio y mantenimiento de la salud ósea.** Tanto las hormonas sexuales (estrógenos y testosterona) como la vitamina D son cruciales en la regulación del calcio en el cuerpo y en el mantenimiento de la salud ósea. La vitamina D aumenta la absorción del calcio en el intestino, mientras que las hormonas sexuales, especialmente el estrógeno, ayudan a mantener la homeostasis del calcio al promover la actividad de los osteoblastos, que son células formadoras de hueso, y a limitar la actividad de los osteoclastos, las células que reabsorben el hueso. Durante la menopausia, los niveles de estrógeno disminuyen, lo que puede conducir a una reducción en la densidad ósea y a un mayor riesgo de osteoporosis. Un nivel adecuado de vitamina D es esencial para contrarrestar este riesgo, ya que esta vitamina aumenta la absorción del calcio en el intestino para que luego la vitamina K^2 pueda fijarla en el hueso.

- **Función metabólica.** Las hormonas sexuales y la vitamina D influyen en el metabolismo energético y la función del tejido adiposo, y tienen implicaciones en la obesidad y las enfermedades metabólicas relacionadas. La vitamina D mejora la sensibilidad a la insulina y regula el metabolismo de la glucosa, además del metabolismo lipídico, ya que los niveles adecuados de vitamina D tienen un efecto protector en cuanto a la regulación del metabolismo de las grasas. Por último, también previene el síndrome metabólico (diabetes mellitus, hipertensión, dislipemia...).

- **Función cardiovascular.** La vitamina D regula la tensión arterial y protege el endotelio vascular reduciendo así el riesgo de enfermedad cardiovascular. Los estrógenos tienen una importante función de protección cardiovascular, de ahí que el déficit de vitamina D junto con bajos niveles de estrógenos en la menopausia aumentan el riesgo cardiovascular.

- **Función inmunológica.** Tanto la vitamina D como las hormonas sexuales han demostrado tener efectos en la función inmunológica, modulando la inflamación y las respuestas inmunitarias. La vitamina D es muy importante para una adecuada inmunorregulación protegiendo las enfermedades inflamatorias y autoinmunes.

Por todas estas funciones tan importantes de la vitamina D, es conveniente tener adecuados niveles en todas las etapas de la vida. Y con más razón en la menopausia, ya que el ovario no produce estrógenos-progestágenos, y tenemos un nuevo orden hormonal, en el que los andrógenos provenientes de las glándulas suprarrenales y la vitamina D van a tener un papel crucial en la regulación inmunológica, cardiovascular, metabólica, salud ósea, cerebral...

Para garantizar niveles suficientes de vitamina D, se recomienda la exposición moderada al sol y una dieta rica en alimentos que contengan vitamina D, como el pescado graso, los huevos y los alimentos fortificados. En algunos casos se precisa suplementación. Si se sufre un déficit recomiendo consultar antes a un profesional de la salud actualizado en suplementación, ya que hay que tener en cuenta que existe una interacción entre diferentes vitaminas y minerales y hay que saber cómo combinarlos. La vitamina D tiene una estrecha relación con el magnesio, que es un mineral también muy importante por sus múltiples funciones en el organismo, entre ellas, optimizar los niveles de vitamina D. Si suplementamos vitamina D en un estado de carencia de magnesio, la concentración de este mineral baja todavía más. Además, la vitamina D no sube a sus niveles óptimos, y todo ello tiene consecuencias negativas a nivel cardiovascular.

Por otro lado, la vitamina D aumenta la absorción del calcio y lo fija en el hueso. Pero para ello necesita la vitamina K[2], que evita que el calcio se fije a las arterias. Si hay déficit de vitamina K[2], la vitamina D no es suficiente para fijar el calcio al hueso, y se podría fijar en las arterias favoreciendo la formación de las placas de ateroma y aumentando así el riesgo cardiovascular.

Hay más sinergias entre vitaminas y minerales, no es tan sencillo equilibrarlo todo. Por este motivo, si entras en el mundo de los suplementos no lo hagas sin tener la información adecuada y, si lo necesitas, no dudes en consultar a profesionales.

2.7. LA DHEA (DEHIDROEPIANDROSTENDIONA): ¿UNA HORMONA COMODÍN?

La DHEA es una hormona que está dentro del grupo de los andrógenos, aunque no todos los expertos la consideran una hormona, porque no tiene efecto por sí misma en ningún receptor hasta que no se transforma. La DHEA es precursora de otros andrógenos y de estrógenos a través de diferentes procesos enzimáticos. Una vez que esta hormona penetra en las células, éstas pueden transformarla en otros andrógenos y/o en estrógenos pudiendo ejercer efectos intracrinos. Digamos que la misma célula lo hace todo ella sola: fabrica a partir de este precursor la DHEA, los estrógenos y/o los andrógenos que necesite.

De ahí que actualmente la DHEA se utilice localmente para el tratamiento de la atrofia genital de la menopausia. Es un tratamiento muy eficaz porque una vez está en la vagina se transforma en el interior celular tanto en estrógenos como en andrógenos, que también son muy necesarios para mantener la salud de la vagina, mejorando la sequedad y la atrofia del tejido. Por esta versatilidad que posee al ser precursora de otras hormonas (andrógenos y estrógenos), en función de las necesidades de la célula, me gusta llamarla hormona *comodín*.

La DHEA ha sido objeto de investigación por su potencial papel en la mejora de la salud y el bienestar en diversas áreas, como el envejecimiento, el rendimiento físico y la función cognitiva. Su producción alcanza su punto máximo alrededor de los veinte a treinta años y disminuye gradualmente con la edad.

Asimismo, se ha planteado que podría contrarrestar algunas de las manifestaciones del envejecimiento y los trastornos menopáusicos. Sin embargo, los resultados de los estudios son variables e inconclusos. Se han estimado mejorías en la densidad ósea, el bienestar subjetivo y la función sexual, pero se requieren más investigaciones para respaldar estas afirmaciones. Algunos estudios han demostrado que la DHEA estimula la producción de ciertas citocinas, las proteínas de señalización celular, y tiene propiedades antiinflamatorias.

La evidencia científica sobre la DHEA y sus beneficios es mixta. Se requieren estudios adicionales para establecer firmemente las indicaciones, la efectividad y los riesgos asociados con la suplementación.

3

Estrógenos-progestágenos: alternancia cíclica

Sonia es una chica que sufría cada mes por culpa de su síndrome premenstrual. Su irritabilidad y ansiedad eran tan fuertes que le impedían disfrutar de la vida y de sus relaciones. Su médico le recetó anticonceptivos, pero el resultado no fue el esperado. Aunque dejó de notar tan intensamente el síndrome premenstrual, no se encontraba bien del todo, ya que se sentía sin energía todo el tiempo. No tenía ganas de hacer nada ni de ver a nadie. Estaba siempre triste y apática y tenía una sensación constante de ser una extraña en su propio cuerpo.

Sonia decidió buscar otras alternativas para erradicar su situación. Se informó sobre los hábitos saludables que podían ayudarla a equilibrar su ciclo menstrual: alimentación sana, ejercicio moderado, descanso adecuado, meditación, etcétera. Dejó los anticonceptivos y empezó a implementar estos hábitos con ilusión, pero tampoco notó una gran diferencia. Aunque estaba algo mejor físicamente (no tenía hinchazón ni tensión mamaria), continuaba teniendo síntomas premenstruales en relación con la parte psicoafectiva (irritabilidad, ataques de ira, síntomas depresivos, insomnio). Siempre le ocurría en la segunda fase del ciclo, con la regla, y durante toda la primera fase se encontraba genial, a diferencia de cuando tomaba anticonceptivos, que se notaba mal todo el mes.

Fue entonces cuando le recetaron progesterona natural micronizada intravaginal solo en la segunda fase del ciclo menstrual, que es una hormona bioidéntica, es decir, la molécula es exactamente igual a la progesterona que produce el cuerpo. Se sorprendió al ver los resultados: su irritabilidad y ansiedad disminuyeron notablemente, su estado de ánimo mejoró sustancialmente, dormía mejor por las noches y ya no sentía esa ansiedad e irritabilidad que la acompañaban todos los ciclos. Por fin podía vivir su ciclo menstrual con normalidad y con buena calidad de vida.

3.1. EL CICLO HORMONAL FEMENINO

Las mujeres durante la edad fértil vivimos en una «saludable alternancia cíclica» en la actividad de todos los sistemas del cuerpo y de la mente.

Esto sucede porque las hormonas sexuales femeninas varían cíclicamente, y su acción repercute –también de manera cíclica– no solo en el aparato reproductor femenino sino también en los demás sistemas del cuerpo: en el sistema inmunológico, en el endocrino, en el nervioso, en el cardiovascular, en el metabolismo, etcétera.

Entonces, ¿para qué tanto cambio cíclico en la edad fértil? El ciclo reproductivo femenino está diseñado para un posible embarazo cada mes; por lo que el organismo debe adaptarse entero para la gestación. En cambio, el ciclo reproductivo masculino es lineal y para la reproducción solo se precisa su aporte de espermatozoides.

Imaginemos un ciclo menstrual regular de 28 días, durante el cual los ovarios producen estrógenos y progestágenos[1] de forma cíclica cada mes. Pero para que todo funcione correctamente deben producirse las curvas de niveles hormonales de una manera equilibrada.

En estos 28 días, desde el día 1 del ciclo en el que baja la regla, hasta el día 14, el día de la ovulación, estaríamos en la primera fase; mientras que desde el día 14 a la siguiente regla estaríamos en la segunda fase. Después de pasar la regla, en toda la primera fase del ciclo los estrógenos comienzan a subir y se sitúan muy por encima de la progesterona. En cambio, tras la ovulación, en la segunda fase, ocurre al revés: la progesterona está sobre los estrógenos.

En realidad, podemos dividir el ciclo menstrual en cuatro fases (premenstrual, menstrual, posmenstrual y periovulatoria), pero, para facilitarlo, lo dividiremos en dos, como hemos hecho hasta ahora. La primera fase del ciclo (desde la regla a la ovulación) y la segunda fase del ciclo o fase lútea (desde la ovulación a la siguiente regla). En esta segunda fase es cuando puede que estemos embarazadas, por lo que la progesterona (hormona progestación) toma el control y hará que todos los sistemas del organismo estén a favor de cuidar el embarazo.

No obstante, si no hay embarazo, la progesterona baja y, acto seguido, aparece la regla. Entonces entramos en la primera fase del ciclo, en la que los estrógenos harán todo lo contrario a la progesterona para compensar los cambios que se hicieron para esos cuidados progestación.

A continuación, vamos a ver la alternancia cíclica en los diferentes tejidos donde actúan estas hormonas sexuales femeninas (estrógenos y progestágenos) y cómo lo hacen en los diferentes lugares del organismo.

3.2. ALTERNANCIA CÍCLICA EN EL ENDOMETRIO

El tejido endometrial o endometrio es la capa más interna del útero. Cada mes se engruesa y, si no hay embarazo, se descama (menstruación) volviendo a quedar fino. Este engrosamiento y adelgazamiento endometrial sucede mensualmente durante la edad fértil gracias a la alternancia cíclica hormonal.

En el endometrio los estrógenos tienen efectos proliferativos, lo que significa que estimulan la multiplicación de las células endometriales. Sin embargo, la progesterona no multiplica estas células, sino que tiene un efecto antiproliferativo y contrarresta esta acción estrogénica.

Además de evitar la multiplicación celular endometrial, la progesterona se encarga de mantener el endometrio en su sitio sin descamarse (de hecho, la regla no baja hasta que no caen los niveles de progesterona al final de la segunda fase del ciclo), y de añadir secreciones en este tejido endometrial, pero sin multiplicar sus células.

Imaginemos que el endometrio cuando engruesa es una pared de ladrillos, y que los ladrillos son las células endometriales, que son las que estimulan los estrógenos. En cambio, el cemento que mantiene estos ladrillos juntos es lo que estimula la progesterona. Esta hormona no va a aumentar los ladrillos, sino el cemento. Por su parte, ese cemento está constituido por pequeños vasos que se vuelven más turgentes para nutrir al tejido endometrial, por diversas secreciones, moco... Por eso, si no hay embarazo, no hay razones para mantener el endometrio. Entonces, caen los niveles de progesterona al final del ciclo y esa pared de ladrillos se rompe y se derrumba, que sería la menstruación, la expulsión de las células endometriales acompañadas de sangre.

Obviamente, al romperse ese cemento, estamos dejando pequeñas boquillas vasculares abiertas, que luego se irán colapsando hasta que cese el sangrado menstrual. De ahí que, ante excesivos sangrados, a veces se utilicen antifibrinolíticos, unos medicamentos que favorecen la coagulación para que esas pequeñas boquillas vasculares se cierren antes. También se pueden utilizar progestágenos para que esos ladrillos se queden quietos y no se multipliquen, y así esa pared será más finita.

Para que un endometrio se engruese lo primero que necesitamos es que se multipliquen las células endometriales, es decir, los ladrillos, de manera que, si no hay buenos niveles de estrógenos en sangre, que son los responsables de la multiplicación de las células endometriales, no habrá menstruación, como sucede en la menopausia. Pero también podemos no tener la regla y tampoco menopausia, como cuando tenemos un tratamiento con progestágenos. Los progestágenos sintéticos evitan la proliferación de ladrillos y, además, a diferencia de la progesterona natural, no estimulan tampoco el cemento, lo que permite mantener a raya al endometrio. En cambio, la progesterona natural, aunque no multiplica las células endometriales, sí favorece esas secreciones que nutren ese cemento. Por eso, aunque hagan disminuir el sangrado, no lo reducen tanto como lo hacen los progestágenos sintéticos.

Por otra parte, los progestágenos sintéticos pueden reducir o eliminar el sangrado, pero eso dependerá de la pauta utilizada. Por ejemplo, con la pauta continua (ya sea en formato oral, el implante hormonal que se inserta en el brazo o el DIU hormonal), el endometrio se va afinando y puede llegar a desaparecer el sangrado. Dependiendo de la dosis hormonal utilizada, el efecto será mayor o menor sobre la disminución del sangrado.

En aquellas mujeres con ciclos cortos (reglas cada menos de 21 días) y/o sangrados excesivos, podemos utilizar también los progestágenos en otras pautas diferentes. Por ejemplo, se puede tomar un progestágeno desde el día 14 de la regla, que sería la mitad del ciclo (o antes del día 14 en casos de sangrados más severos) hasta un par de días antes del día en el que debe bajar la regla. De esta forma, durante la fase lútea generamos un refuerzo mayor para que el endometrio no se engruese ni se descame. Al dejar de tomarlos, se produce esa caída hormonal que hará que se descame todo el endometrio de una vez, consiguiendo así tres cosas:

- Que haya menos cantidad de sangrado, ya que hemos reforzado el efecto progestágeno en el endometrio en una buena parte del ciclo.
- Que se descame el endometrio de una vez y no a base de pequeños sangrados muy duraderos en el tiempo. Al dejar de tomar el progestágeno hacemos ese efecto de bajada hormonal, que hará que el endometrio se descame bien.
- Que baje la regla en su momento, y no antes, ya que los dos o tres días de dejar de tomarlo el endometrio se descama.

Para esos casos de desórdenes, muy habituales en la perimenopausia, donde tenemos células endometriales en fase de proliferación y otras en fase de descamación (en el caso de las mujeres que sangran casi todo el ciclo, ocurre todo esto al mismo tiempo) va muy bien utilizar gestágenos en la segunda fase del ciclo. Así se consigue resetear el endometrio haciendo que se descame de una vez y, en su momento, poniendo en orden el patrón de sangrado. La dosis de gestágeno y la pauta que se ha de seguir va en función de las necesidades de cada mujer: hay algunas que precisan más dosis y otras, menos, para *ordenar* ese endometrio que parece que se ha vuelto *loco*.

Algunas mujeres que toman gestágenos y dejan de tener la regla se hacen preguntas del tipo: «¿Y dónde se queda la regla?», «¿Cómo se limpia mi organismo ahora?», «¿Esto no es como provocar una menopausia?». Pues bien, esta ausencia no es «porque la regla se quede dentro» o «porque se provoque una menopausia», sino porque no hay proliferación endometrial y, por tanto, no hay endometrio para expulsar. Por otro lado, la regla no es un sistema de limpieza del organismo, así que no es necesario *limpiar* nada ni eliminar nada a través de la regla, y tampoco sirve para expulsar toxinas. La regla simplemente es una descamación de un endometrio que se ha preparado para recibir al embarazo cuando éste no se ha producido, nada más y nada menos que eso. Respecto a la menopausia, tampoco tiene nada que ver, ya que es otra cosa, es la ausencia total de actividad ovárica.

Asimismo, cuando hay un estado de exceso de estrógenos, hay una mayor multiplicación de células endometriales; por tanto, la regla es más abundante. También me preguntan algunas veces por qué se atrasa la regla habiendo un exceso de estrógenos, y esto ocurre cuando el ovario sigue *trabajando* pero los ciclos son anovulatorios, es decir, sin ovulación. Imaginemos que hay un desorden hormonal y que el ovario sigue produciendo estrógenos, pero no hay ovulación. Esto provocaría un balance a favor de los estrógenos, que se traduciría en hiperestronismo. Como no se produce progesterona suficiente no tenemos el estímulo de la bajada, que es lo que haría que se descamase el endometrio, por lo que podría atrasarse la regla.

No obstante, llega el día en el que el endometrio está tan grueso que no puede más, no es capaz de mantenerse en el útero y empieza a descamarse. En este caso, la regla va a ser muy abundante, porque hay un endometrio bien grueso, o también podría ser un sangrado errático y muy duradero en el tiempo, y se desordena completamente el ciclo endometrial. En estos casos de retraso menstrual en un contexto de hiperestronismo (exceso de estrógenos) se pueden notar síntomas como hinchazón, tensión mamaria, retención de líquidos, etcétera. Estos ciclos anovulatorios pueden ocurrir de forma fisiológica en los extremos de la edad fértil, en la adolescencia y la perimenopausia.

Así pues, para mejorar la situación de anovulación, podemos intentar favorecer la producción de progesterona en la segunda fase del ciclo, lo que haría compensar los estrógenos, además de favorecer su metabolismo y su adecuada eliminación, y disminuirían los síntomas del hiperestronismo: la hinchazón, el dolor, la tensión mamaria…, y podría mejorar el patrón de sangrado. En casos de desórdenes leves, donde no hay excesiva pérdida de sangre, podemos intentar pautas naturales a través de los hábitos de vida, nutrición, suplementos como el *Vitex agnus-castus*, que es una planta que estimula el pico de la LH, lo que da lugar a la ovulación y a la producción de progesterona en la fase lútea. En casos más severos podemos recurrir a los progestágenos de manera cíclica en la segunda fase del ciclo, por ejemplo, la progesterona natural micronizada, que es bioidéntica, igual que la que fabrica el ovario, sobre todo si lo que pretendemos también es revertir el síndrome premenstrual. Sin embargo, la progesterona natural, aunque ayuda a regular el sangrado, no es tan buena para bajar la pérdida de sangre como la progesterona sintética (ambas evitan la multiplicación de ladrillos, pero la natural favorece al cemento, y la sintética no), por lo que en casos severos de sangrado sería mejor elegir unos progestágenos sintéticos (también llamados gestágenos).

En todo momento me estoy refiriendo a los desórdenes del ciclo endometrial, es decir, problemas de tipo funcional. Ante un sangrado anormal cabe tener en cuenta que hay que descartar antes en la consulta causas orgánicas como pólipos endometriales, miomas submucosos (que están en el endometrio), hiperplasias endometriales (proliferación anormal de células del endometrio)… y cada caso requiere su tratamiento específico.

En definitiva, cuando hay retrasos menstruales es posible que estemos tanto en una situación de hiperestrogenismo o de hipoestrogenismo. En el primer caso, no hay una bajada de progesterona y el endometrio acaba descamándose cuando ya está tan grueso que no se sostiene en la cavidad endometrial (por rebosamiento); en el segundo caso, directamente no hay engrosamiento de endometrio.

Ahora bien, ¿cómo podemos saber si una mujer con amenorrea, por tanto, con ausencia de regla, produce estrógenos o no? Si la mujer tiene útero es muy fácil de saber: se toma un progestágeno durante unos días y se retira después (si se toma la progesterona natural se puede utilizar tanto por vía oral como por vía vaginal). Si el ovario produce estrógenos habrá engrosamiento endometrial, por lo que al retirar el progestágeno estamos generando la caída hormonal, que es el estímulo que hace que baje la regla. En el caso contrario, si hay un déficit de estrógenos, no habrá engrosamiento endometrial y, entonces, no habrá regla al retirar el progestágeno.

Por su parte, el test de progesterona básicamente consiste en administrar y retirar la progesterona y demuestra que:

- **Si baja la regla, hay producción de estrógenos**.
- **Si no baja la regla, no hay producción de estrógenos**. Si una mujer está menopáusica, por mucho que tome progesterona, no tendrá la regla.

Por otra parte, ¿hay casos en los que no baje la regla tras tomar progesterona y que, sin embargo, sí haya producción de estrógenos? Puede ocurrir si hay problemas estructurales, como la ausencia de útero, o si se sufre el síndrome de Asherman, con el que las paredes del útero se pegan tras un legrado y cuyas cicatrices pueden impedir el engrosamiento del endometrio. También puede ser debido a lo que denominamos endometrio refractario. En este caso, durante las téc-

nicas de reproducción asistida, a pesar de suministrar estrógenos, el endometrio no responde, ya que está dañada la
capa basal. Esto se debe a diversas causas: inflamatorias,
vascularización insuficiente, iatrogénicas como la radiotera-
pia o los legrados múltiples. Así, se ha abierto recientemente
un campo de investigación muy interesante sobre el efecto
del plasma rico en plaquetas para ayudar a regenerar este
tipo de daño endometrial.

Otra pregunta que puede surgirnos es: «¿Qué efecto tiene la píldora en el endometrio?». Los anticonceptivos de estrógenos y progestágenos inhiben la función ovárica, por lo
que el ciclo endometrial no tiene lugar con hormonas propias, sino con las hormonas exógenas que estaríamos sumi-
nistrando. En el caso de los anticonceptivos hormonales
combinados, estamos administrando las hormonas que engrosan el endometrio y las que no lo engrosan, por lo que se
engrosará menos que cuando el estímulo es con nuestras
propias hormonas. En el caso de nuestras hormonas, juntamos muchos estrógenos en la primera fase del ciclo, que es
lo que más estimula a las células endometriales, y que no va
a ser igual que suministrar estrógenos sintéticos acompaña-
dos de progestágenos sintéticos todo el tiempo. En los días
de descanso, al hacer la bajada hormonal, se descamará el
endometrio. A este sangrado que simula la menstruación se
le llama sangrado por deprivación.

No obstante, si no hacemos el descanso, no se producirá
la bajada hormonal, por lo que no habrá descamación. Ese
endometrio, cuando seguimos tomando la píldora sin descanso, no engrosará de forma constante, sino que se irá in-
activando, y las células endometriales se irán reabsorbien-
do. Así, poco a poco irá perdiendo grosor hasta que llegará
un momento en el que ya se quedará fino permanentemente
y no habrá sangrado (al principio, sí que puede haber pequeños sangrados hasta que se inactive por completo el teji-

do endometrial). Tomar el anticonceptivo hormonal combinado en pauta continua no añade efectos adversos, por lo que es completamente irrelevante si hay sangrado o no al tomar la píldora.

Hay mujeres que, aun haciendo el descanso, no sangran, porque sus endometrios no proliferan nada con las hormonas sintéticas; u otras que tienen sangrados pequeños y no esperados, o *spottings*, cuando toman la píldora, generalmente cuando van por la mitad del blíster cuando toman anticonceptivos hormonales combinados (estrógenos + progestágenos), o en cualquier momento del ciclo si lo que toman es la minipíldora (que es la que tiene solo progestágenos y no estrógenos). Siempre que estos sangrados inesperados no sean incómodos para quien toma anticonceptivos hormonales, no es necesario suspenderlos o cambiarlos por otros; en caso de ser incómodos podemos cambiarlos por otros de carga hormonal más alta.

En esta línea, cuando tomas anticonceptivos, tengas el tipo de sangrado que tengas, no es posible valorar cómo está tu ciclo hormonal, ya que son las hormonas sintéticas las que llevan la batuta y no el eje hipotálamo-hipófiso-ovárico. Por eso, el sangrado con el anticonceptivo no indica cómo es realmente la menstruación. Saber cómo es tu ciclo y tu regla solo es posible cuando dejas que los ovarios hagan su función, cosa que no ocurre si tomas tratamientos hormonales, ya sean anticonceptivos (la píldora o la minipíldora), cualquier otro progestágeno no anticonceptivo, o cualquier otro tratamiento que cambie el eje HHO, como los análogos de la GnRH. Éstos son medicamentos que cambian los pulsos de la GnRH del hipotálamo inhibiendo completamente el eje hormonal HHO, impidiendo la producción de estrógenos y progestágenos, y dando lugar a lo que sería una menopausia química durante el tiempo en que se utilizan.

Cabe tener en cuenta que el patrón de sangrado con el anticonceptivo es algo irrelevante para saber cómo está tu salud hormonal. Si tomas la píldora, y tienes un manchado antes del descanso, debes considerar si tuviste un olvido o un retraso en la toma de una píldora, o si algo ha ocasionado una bajada de los niveles del anticonceptivo en sangre (vómitos, diarreas, toma de otros medicamentos...), ya que todo lo que el organismo interpreta como bajada hormonal es el estímulo para que el endometrio se descame.

Si se da el caso de tener continuamente manchados antes del descanso, puede que necesites una carga hormonal mayor.

Con el anticonceptivo de solo progestágenos (minipíldora), frenamos al ovario parcialmente, y lo suficiente para que no ovule, de manera que hay producción propia de estrógenos. Si hay mucha producción puede que tarde un tiempo en que ese endometrio se afine lo suficiente hasta que deje de haber esas pequeñas pérdidas de sangre tan molestas que tienen algunas mujeres.

En resumen, un anticonceptivo no nos da información de tu ciclo, sea como sea tu sangrado. Solo cuando dejamos los anticonceptivos, podemos ver si el patrón de sangrado entra dentro de la normalidad o no. Es irrelevante si al tomar la píldora no haces el descanso de siete días para que tengas el sangrado por deprivación, si dejas de sangrar por tomar la píldora, o si manchas a destiempo (siempre que sea poca cantidad y no te moleste).

3.3. ALTERNANCIA CÍCLICA EN EL SISTEMA INMUNOLÓGICO

Tan malo es el exceso de vigilancia inmunológica como el defecto. El exceso puede generar inflamación y/o autoinmunidad; el defecto puede favorecer las infecciones. La inmunomodulación es un proceso muy complejo, en el que intervienen gran cantidad de mediadores, y siempre se trata de ajustar la inmunidad a la situación específica que se necesita en el organismo. Las hormonas esteroideas intervienen en la inmunomodulación.

Durante la edad fértil, la vigilancia inmunológica tiene que bajar en la segunda fase del ciclo; si hay embarazo, el sistema inmunológico no debería identificar el embrión como algo extraño contra lo que hay que luchar. Tampoco debe bajar todo el tiempo la vigilancia inmunológica, por lo que esto en la primera fase del ciclo ha de contrarrestarse subiendo la vigilancia inmunológica. Ésta sería la saludable alternancia cíclica en el sistema inmune: más vigilancia-menos vigilancia. Los estrógenos son más favorecedores de efectos que promueven la vigilancia inmunológica; en cambio, la progesterona favorece los efectos antiinflamatorios.

Una de las teorías del porqué las mujeres son más longevas que los hombres está en los estrógenos, ya que éstos hacen que la vigilancia inmunológica esté más activada, al contrario de los andrógenos. Pero, por otro lado, precisamente por *culpa* de los estrógenos, las enfermedades autoinmunes son más frecuentes en las mujeres que en los hombres. Por esta relación entre estrógenos y activación inmunológica, muchas enfermedades derivadas del hiperestrogenismo se dan con frecuencia, junto con enfermedades derivadas de la hiperreactividad del sistema inmunológico (enfermedades autoinmunes y alergias).

Cuando llega la menopausia, al cesar la función ovárica, la regulación inmunológica a nivel hormonal la llevarán a cabo los andrógenos que provienen de las glándulas suprarrenales. También la vitamina D adquiere una función muy relevante en la inmunorregulación.

Una pregunta que probablemente se te ha pasado por la cabeza es: si en la menopausia el ovario no produce estrógenos, ¿por qué en esta etapa se dan con más frecuencia ciertas enfermedades autoinmunes? El ovario no solo deja de producir los estrógenos, sino también las hormonas, que bajan la vigilancia inmunológica: los progestágenos y los andrógenos procedentes del ovario (en el sistema inmune se comportan de modo parecido a los progestágenos). Por eso es tan importante contar con buenos niveles de andrógenos sintetizados en las glándulas suprarrenales y de vitamina D si queremos mantener una buena inmunomodulación en la menopausia.

3.4. ALTERNANCIA CÍCLICA EN EL SISTEMA NERVIOSO

Por una parte, los estrógenos en el cerebro se comportan generalmente como estimuladores neurales y, por la otra, los progestágenos son inhibidores neurales. Así, los estrógenos aumentan la actividad de neurotransmisores como la serotonina, mientras que la progesterona activa el sistema GABA, que tiene un efecto ansiolítico en el cerebro. Por eso, en la primera fase del ciclo estamos más activas, sobre todo cuando va llegando la ovulación, que es el momento en el que tenemos los estrógenos más altos. En cambio, en la segunda fase vamos sintiendo más calma, que no irritabilidad.

Hay trabajos publicados que demuestran que en la fase de la ovulación las mujeres estamos más atractivas, como en el de la investigadora Georgina I. García-López en la *Revista Argentina de Antropología Biológica* en 2015.[2] En este trabajo se tomaron fotos a mujeres: una que estaba alrededor de su fase de ovulación y la otra que estaba fuera de dicha fase. Tanto hombres como mujeres veían más atractiva la fotografía de la mujer cuando estaba periovulatoria. La naturaleza no cesa en su empeño por favorecer la reproducción; quizá por eso el coito programado sigue sin mejorar realmente las posibilidades de embarazo.[3] Si no hay problemas de fertilidad, seguramente sea más fácil el embarazo cuando conectamos con nuestra pareja y tenemos relaciones cuando nos apetece que cuando nos estresamos y programamos el coito en los días fértiles. De hecho, en la consulta cada vez vemos más casos de disfunciones sexuales en parejas que programan el coito para el embarazo.

También se han publicado trabajos en los que asocian la creatividad con la fase ovulatoria. Un trabajo de 2022 de Galasinska K. concluye que las ideas de las mujeres son más originales cuando las conciben durante la ovulación en comparación con las que tienen en fases no fértiles del ciclo ovulatorio.[4]

Si le diéramos la vuelta al asunto y miráramos estos cambios en nuestro ciclo de una forma más amable, en lugar de considerar que las mujeres somos unas inestables, podríamos verle la gracia. Por ejemplo, podríamos aprovechar el ciclo para programar según qué cosas: si hay que ir a una entrevista de trabajo y tienes que resultar convincente, o si quieres crear algo nuevo, hay que hacerlo en la fase periovulatoria. En cambio, si debes gestionar algo con transparencia y ser más directa, quizá es mejor que aproveches la fase premenstrual, ya que es cuando solemos ir más al grano y nos importa menos qué dirán. En efecto, no es para tomárselo al pie de la letra, además de que no todas las mujeres sienten exactamente igual las fases del ciclo: conócete a ti misma y haz las cosas como sean mejor para ti.

Asimismo, en el sistema nervioso central se produce esta saludable alternancia: más energía en la primera fase del ciclo y más calma en la segunda. Entonces, ¿por qué algunas mujeres en lugar de más calma en la segunda fase del ciclo experimentan más irritabilidad o ansiedad? Esto es parte del síndrome premenstrual del que hablaremos a continuación y se debe a un déficit de acción de la progesterona. Por tanto, si la progesterona se queda demasiado baja en esta segunda fase no se contrarrestarán lo suficiente los efectos de los estrógenos, y de ahí los síntomas propios del hiperestronismo como la hinchazón, la tensión mamaria... Además, al haber menos progesterona, habrá menos alopregnenolona (metabolito de la progesterona), que es el que actúa en el sistema GABA del cerebro, que al ser estimulado genera un efecto ansiolítico, de calma y tranquilidad. En consecuencia, si hay insuficiencia de progestágenos no habrá suficiente actividad GABA, por lo que, en vez de tener el efecto de calma, podríamos tener más irritabilidad y ansiedad antes de la regla.

Para evitar estas sensaciones algunas mujeres podrían beneficiarse de tratamientos que garanticen unos adecuados niveles de progesterona a través de ciertos autocuidados. También algunos suplementos pueden ayudar a producir más progesterona. En algunos casos podemos poner directamente progesterona cíclicamente en la segunda fase del ciclo.

3.5. ALTERNANCIA CÍCLICA EN EL METABOLISMO

Los estrógenos favorecen más el anabolismo, mientras que la progesterona, el catabolismo. Nuevamente volvemos a la saludable alternancia cíclica, en este caso del metabolismo: predominio de anabolismo en la primera fase y predominio de catabolismo en la segunda.

Por un lado, el anabolismo son las reacciones en el metabolismo que producen moléculas grandes a partir de otras más sencillas, por ejemplo, almacenar glucógeno a partir de glucosa, proteínas a partir de los aminoácidos... Por el otro, el catabolismo consiste en formar moléculas más pequeñas a partir de otras más grandes, cuando tiramos de los depósitos de almacén que tenemos en el cuerpo.

El hecho de que se active más el catabolismo en la segunda fase del ciclo favorece la presencia de nutrientes en sangre para que llegue al embarazo. No obstante, si no hay embarazo, los estrógenos aumentan el anabolismo en la primera fase, para contrarrestar y hacer equilibrio.

Así, para favorecer el catabolismo, una de las cosas que hace la progesterona es aumentar la resistencia a la insulina. Si los receptores de la insulina son más resistentes a la acción de esta hormona, la glucosa se mantendrá más tiempo en la sangre. Otro efecto de la progesterona es su acción termogénica, de modo que sube la temperatura basal. Esto se puede aprovechar para saber si se produce la ovulación a través de la detección de la subida de la temperatura que se produce en la segunda fase.

Más adelante hablaremos de la resistencia a la insulina, que es la causante de esos antojos por comer dulce antes de la regla, y que se acentuarán en la fase lútea.

Como los estrógenos tienen un efecto beneficioso en el metabolismo de los lípidos, en la menopausia el déficit de esta hormona hará aumentar el riesgo cardiovascular si no hay buenos hábitos y/o si tenemos déficit de vitamina D.

3.6. ALTERNANCIA CÍCLICA EN OTROS SISTEMAS

Los estrógenos estimulan el denominado sistema renina-angiotensina-aldosterona (SRAA) favoreciendo la retención de líquidos, mientras que la progesterona tiene la acción contraria, la acción natriurética. Como hemos comentado antes, la saludable alternancia sería: más retención y menos retención de líquidos.

Sin embargo, en el caso de que haya unos niveles demasiado bajos de progesterona y/o el descenso brusco de la misma justo antes de la menstruación favorecerían la retención de líquidos inducida por los estrógenos en aquellas mujeres con síndrome premenstrual.

A nivel cardiovascular, la frecuencia cardiaca en reposo y tras el esfuerzo es mayor en la segunda fase del ciclo que en la primera.

En cuanto al metabolismo del hueso, los estrógenos favorecen la formación del hueso (efecto osteoblástico) y los gestágenos, lo contrario (efecto osteoclástico).

Hasta aquí hemos expuesto cómo se equilibran cíclicamente las funciones de los diferentes sistemas del organismo: el inmune, el nervioso, el cardiovascular, el óseo, el metabolismo... Cambian cíclicamente nuestro cuerpo y mente, y es esta saludable alternancia cíclica la que nos da salud durante nuestra edad fértil. Después, en la menopausia, se establece un nuevo orden hormonal, pero de esto hablaremos más adelante.

3.7. Cambios cíclicos fisiológicos: ¿cuándo es síndrome premenstrual (SPM)?

El SPM es un conjunto de signos y síntomas físicos, psicoafectivos y/o conductuales que varían de una mujer a otra, pero que alteran su calidad de vida en mayor o menor medida. Se repiten cíclicamente en la segunda fase del ciclo, desde la ovulación hasta la regla, sin que exista ninguna otra causa que lo justifique.

Se han descrito más de doscientos síntomas que pueden darse en el SPM y el espectro de formas de manifestarse es enorme. Esto se debe a una oscilación a favor de los estrógenos, es decir, no se produce la suficiente progesterona en la segunda fase del ciclo para compensar los efectos de los estrógenos de la primera fase. Por eso, si no tenemos suficiente progesterona en la segunda fase del ciclo, no activaremos lo suficiente el sistema GABA del cerebro, por lo que en lugar de estar más tranquilas podemos estar más irritables o deprimidas. Ante un déficit de progesterona, se pueden intensificar más todos los efectos estrogénicos: aumenta la inflamación, ya que los estrógenos son más proinflamatorios, y nos hinchamos más, porque los estrógenos retienen líquido, lo que hace que podamos tener más molestias o dolor en la zona baja del abdomen o tensión y dolor en las mamas.

Como ya sabemos, es más fácil producir estrógenos porque para la producción de progesterona prácticamente su totalidad viene del cuerpo lúteo resultante de la ovulación. De esta manera, en cuanto hay un desequilibrio en el eje HHO, la primera hormona que se queda atrás será la progesterona.

Entonces, ¿por qué se producen estos desequilibrios? Por un lado, por factores que no podemos cambiar, como la edad (son frecuentes estos desequilibrios en los extremos de la edad fértil, es decir, la adolescencia y la perimenopausia), o genéticos, donde existen fallas en el eje hormonal, falta de sensibilidad de determinados receptores... Y, por el otro, por factores que sí podemos cambiar, como los ambientales: el estrés, el insomnio, comer alimentos poco saludables, el sedentarismo... Todos estos factores hostiles hacen que el eje hormonal (hipotálamo-hipófiso-ovárico) funcione peor y aumente el déficit de progesterona.

Siempre que hay condiciones hostiles para el cuerpo (déficits de macro o micronutrientes, tóxicos ambientales, peso excesivamente bajo, ejercicio físico excesivo, estrés...), la vida prioriza atender a otras cosas más importantes para la supervivencia, ya que no está para malgastar recursos para el eje reproductivo. Ante estas circunstancias hostiles, lo primero que se altera en el ovario es la ovulación, por lo que faltará progesterona. Pero si el ambiente hostil lleva a un déficit de energía importante (por ejemplo, estrés intenso, deporte de alto rendimiento, anorexia...), el ovario no solo dejará de ovular, sino que su función se parará completamente y caerá la producción tanto de progesterona como de estrógenos, dando paso a una situación de amenorrea (ausencia de regla).

En resumen, ante los desequilibrios hormonales, primero caerá la progesterona y después los estrógenos. Cuando perdemos progesterona, mientras no cese la producción de estrógenos, seguiremos teniendo sangrados, dado que éstos multiplican las células endometriales. En cambio, cuando la pérdida de progesterona sea considerable, el patrón de sangrado se alterará.

Para recuperar el equilibrio, lo primero que hemos de hacer es ver si éste se ha producido por circunstancias que podemos modificar, como los hábitos, ya que hay factores que no podemos cambiar, por ejemplo, el hecho de estar en la adolescencia o en la perimenopausia, donde hay un déficit de progesterona fisiológico.

Así, los hábitos mejorables si tienes SPM son:

- **Descansar bien, evitar el estrés y hacer ejercicio** para prevenir que se produzca un estado sistémico proinflamatorio y para mejorar la función del eje HHO, favoreciendo una mejor producción de progesterona en la segunda fase del ciclo.
- **Priorizar una alimentación rica** en alimentos frescos y de temporada.
- **Tener un peso normal**, que no sea ni excesivamente bajo ni demasiado alto. El exceso de peso favorece la actividad de las aromatasas dando lugar a la transformación de andrógenos en estrógenos, además de inflamación, mientras que el peso bajo puede provocar fallas en la ovulación y menor producción de progesterona.
- **Tomar el sol** para que no nos falte vitamina D, o en caso necesario suplementarla. Esta vitamina es muy importante para la regulación inmunológica (equili-

bra, entre otros, los mecanismos de inflamación), metabólica y hormonal.

- **Evitar la exposición excesiva a disruptores endocrinos**, es decir, sustancias químicas que se comportan en el cuerpo como estrógenos y que están en muchos productos de consumo habitual, como algunos alimentos, productos de limpieza, cosméticos...
- Tener una microbiota intestinal y/o vaginal alterada genera inflamación. Para un equilibrio microbiológico y, por ende, inmunológico, además de todo lo anterior, es importante **prevenir infecciones de transmisión sexual**.

En los casos en los que se mejoren los hábitos y esto no sea suficiente, se debe consultar a un especialista en nutrición para optimizar la salud hormonal. De esta forma, te podrán recomendar pautas de alimentación y suplementos que te ayuden a mejorar la funcionalidad del eje hormonal y bajar la inflamación. Otra opción podría ser valorar en una consulta de ginecología utilizar la progesterona natural en la segunda fase del ciclo.

Aspectos psicosociales en el SPM

La mayoría de las mujeres notamos los cambios cíclicos, pero evidentemente no debemos patologizar esta ciclicidad. Entonces, ¿cuándo esos cambios pueden llamarse SPM? Cuando impactan negativamente en la calidad de vida. Ahora bien, a veces hay una fina línea que separa lo normal de lo patológico, que es lo que llamamos «SPM leve» o simplemente «cambios cíclicos».

En esta línea, cabe considerar los aspectos psicosociales. Actualmente, el modelo de mujer ideal que se nos impone a través de los masivos medios audiovisuales es el de la mujer lineal e hipersexualizada, que no cambia nunca y siempre tiene la misma energía. Hasta en los anuncios de compresas nos llega este mensaje.

Así pues, si asumimos que el ideal de salud sexual femenina es el de una mujer lineal, podemos interpretar como anormal el simple hecho de no tener ganas de marcha en determinados momentos del ciclo, como cuando tenemos la regla o unos días antes. No tener la misma energía o necesitar un poco más de descanso en algunos momentos del ciclo no es patológico. Además, el ritmo estresante y frenético al que nos arrastra la sociedad actual nos empuja a renunciar a nuestra naturaleza cíclica. Si no podemos estar tranquilas en un momento del ciclo que necesitamos más calma, esto nos puede hacer tener menos paciencia y estar más irritables.

Por esto, no deberíamos llamar SPM a todo lo que se salga de una linealidad o de una homeostasis perfecta. Hay que tener en cuenta el peso de los aspectos psicosociales antes de patologizar una respuesta adaptativa normal del organismo.

Dada esta estrecha relación entre los ejes del ciclo reproductivo y del estrés, diseñé un suplemento que es una sinergia entre *Vitex agnus-castus* (que regula el eje hipotálamo-hipófiso-ovárico favoreciendo la fase lútea y disminuyendo el síndrome premenstrual y el dolor de regla) junto con reguladores del eje del estrés y posibilitadores del sueño: la Rhodiola (que es un adaptógeno), la melatonina y el GABA. Como la alteración de un eje afecta al otro, y viceversa, este suplemento podría mejorar el síndrome premenstrual y también otros síntomas como la irritabilidad, el estrés y el insomnio.

En mi experiencia clínica he observado en muchas pacientes los beneficios de esta sinergia de suplementos, especialmente en mujeres con síndrome premenstrual que lidian con irritabilidad e insomnio, y en aquéllas con síndrome premenstrual que se agrava con el estrés. A través de la Universidad de Extremadura, hicimos después un estudio piloto aleatorizado a doble ciego y controlado con placebo que se publicó en una revista científica y lo indexó Pubmed en 2024.[5] Es un estudio pequeño que ojalá sirva para sumar nuevas evidencias y nuevos futuros abordajes para la atención integral al síndrome premenstrual.

3.8. Trastorno disfórico premenstrual (TDPM)

El TDPM es una forma de síndrome premenstrual grave donde abundan los cambios psicoafectivos muy intensos y que produce un gran sufrimiento a la mujer. Por eso, todo lo que hemos hablado sobre cómo prevenir el SPM sirve también para el TDPM. El problema es que este trastorno es más complicado de tratar por su severidad. Los síntomas se dan antes de la regla, en la fase lútea, igual que el SPM; y desaparecen con la regla o tras ella. El TDPM está muy poco investigado a nivel científico a pesar del impacto tan brutal en la vida de quienes lo padecen. Son mujeres que llegan a tener literalmente síntomas de una depresión mayor antes de la regla; otras manifiestan una ansiedad intensa, crisis de pánico o de ira; incluso algunas llegan a tener ideas suicidas. Todos estos síntomas tan intensos desaparecen con la regla, pero el problema es que a menudo lo confunden con un cuadro psiquiátrico como es el trastorno bipolar, cuando no tiene nada que ver, porque se trata de un problema de origen hormonal.

Como comentábamos, hay poco publicado sobre el tratamiento del TDPM, más allá de los antidepresivos y los anticonceptivos. Mi experiencia clínica me permite afirmar que lo que mejor les funciona a estas mujeres es un tratamiento integral con el que, además de mejorar los hábitos de vida y/o añadir suplementos, suelen mejorar con progesterona natural micronizada en la segunda fase del ciclo, que al ser bioidéntica actuará sobre los mismos que la progesterona que fabricamos naturalmente.

Aunque las publicaciones sobre este tratamiento con progesterona proporcionan resultados poco consistentes, y son necesarios más estudios, en mi experiencia sí que considero que es un tratamiento que funciona en muchas de las mujeres que tienen TDPM. En contra, las que no mejoran con este tratamiento quizá es porque tienen algún problema a nivel de receptores y, por mucho que pongamos progesterona, ésta no ejerce bien su función; o quizá el problema sea en la transformación de progesterona a alopregnenolona, que es el progestágeno que activa el sistema GABA del cerebro; o quizá se deba a un efecto paradójico... Ninguna de estas hipótesis ha sido investigada, así que ojalá algún día pudiéramos saber científicamente por qué no funciona la progesterona en algunas mujeres.

De igual manera, siempre que pauto la progesterona natural, la recomiendo intravaginalmente porque se tolera mejor que cuando se toma vía oral. De esta forma evitamos el paso de esta hormona por el tubo digestivo, donde su metabolización sería distinta a que si pasa directamente a la sangre a través de la vagina, ya que así nos aseguramos que la progesterona no sufre cambios hacia otras rutas metabólicas, evitamos el paso por el hígado, las alteraciones en su absorción, los posibles metabolitos intermedios... Aparte de que sea intravaginal, siempre la recomiendo por la noche, porque activar el sistema GABA del cerebro no solo tiene efecto ansiolítico sino también sedante, lo que ayudará a descansar mejor por la noche.

Normalmente utilizo una dosis de 200 mg, poniendo el primer comprimido uno o dos días antes de cuando suelen comenzar los síntomas premenstruales y el último el día 25 o 26 del ciclo para que a los dos o tres días de este último comprimido baje la regla. En cuanto a los resultados, a algunas pacientes les va bien, pero cuando la dejan ese día 25 o 26 del ciclo se encuentran fatal durante unos días. En estos casos suelo añadir la mitad de la dosis un par de días más para generar una caída de la progesterona más suave. Este tratamiento generalmente funciona, pero es cierto que no a todas las mujeres.

Así, en algunas mujeres con TDPM los anticonceptivos pueden ser una buena opción. En cambio, no lo son para aquellas que puede que se encuentren algo mejor en esa horrible fase premenstrual, pero peor en la que era su fase buena, es decir, no les compensa tener una parcial mejoría de los síntomas en una fase y un empeoramiento el resto del tiempo. Los anticonceptivos pueden provocar depresión como efecto secundario, y esto podría ocurrir en estas mujeres.

Respecto a los antidepresivos, éstos podrían ser una opción terapéutica, pero tampoco son la panacea. En las últimas décadas se han relacionado los mecanismos inflamatorios con la depresión. Existen evidencias sólidas de la relación entre esta enfermedad y la inflamación sistémica de bajo grado, que es un ambiente sistémico proinflamatorio del que hablaremos más en profundidad en el siguiente capítulo.

El modelo terapéutico actual imperante en la psiquiatría es el psicofarmacológico, que considera que la depresión es un resultado del desequilibrio en los neurotransmisores (serotonina, noradrenalina y dopamina). Si bien es cierto que hay un desequilibrio en los neurotransmisores, en realidad esto se sitúa al final de la cascada de los acontecimientos de la inflamación sistémica y el daño oxidativo, es decir, la inflamación (citoquinas proinflamatorias) altera a los neurotransmisores. Además, se ha demostrado en varios metaanálisis que las personas deprimidas tienen un elevado nivel de citoquinas proinflamatorias en sangre y se ha comprobado cómo la respuesta a los antidepresivos está relacionada con la disminución de citoquinas, de manera que quienes no responden a los antidepresivos es porque no presentan una disminución de la inflamación sistémica. También existen evidencias de que el efecto de los antidepresivos es modestamente superior al placebo, de ahí que la depresión debería abordarse desde una perspectiva más global contemplando la psicoterapia e interviniendo en hábitos de vida saludables.

Actualmente varias líneas de investigación apuntan a la asociación entre la depresión y el déficit de ácidos grasos omega-3, que son antiinflamatorios. Por otro lado, la suplementación con omega-3 disminuye la inflamación y el estrés oxidativo mejorando la neurotransmisión de la dopamina y la serotonina. También cabe mencionar que algunas sociedades científicas como la Asociación Británica de Psicofarmacología plantean los omega-3 como un tratamiento eficaz para las personas que no responden a la terapia convencional con antidepresivos.

Esta misma teoría inflamatoria de la depresión podría explicar el TDPM, en el que se entrecruzan los tres sistemas de mensajería de los que hablamos al inicio del libro: los mediadores de la inflamación (citoquinas), los mediadores del sistema nervioso (neurotransmisores) y del sistema endocrino (hormonas). Por esto es un problema complejo que se puede abordar desde los tres sistemas: inmunológico (bajando la inflamación), sistema nervioso (favoreciendo la neurotransmisión) y endocrino (mejorando la fase lútea). De estos tres sistemas, el inmunológico es clave, puesto que si se altera los otros dos sistemas van detrás, ya que si hay inflamación (sistema inmunológico) habrá neuroinflamación (sistema nervioso) y habrá equilibrio metabólico y hormonal hacia la resistencia a la insulina y el hiperestronismo (sistema endocrino).

Recordemos que la inflamación puede venir de una mala microbiota; a medida que avance la investigación en este campo, seguramente podrán ofrecerse nuevas dianas terapéuticas para tratar el SPM y el TDPM a través de la intervención específica en la microbiota.

4

Hormonas en el amor y el miedo, el dolor y el placer, la felicidad y el sufrimiento

4.1. Una historia real: mi primer parto

Cuando parí a mi primera hija en el hospital donde trabajaba, tuve que volver al cuarto día porque la niña tenía una ictericia. Tuvimos que ingresarla y someterla a un tratamiento con fototerapia. En aquella época entendía mi profesión de forma muy técnica y no tenía ni idea de nada relacionado con el vínculo, ya que esto no se aprendía en la residencia MIR en aquellos años. Cuando entregué a mi hija para que la ingresaran, dije a las enfermeras que yo también quería quedarme ingresada para estar cerca de ella. Ellas, entre risas llenas de complicidad, me decían: «Anda ya, tu niña solamente va a estar ingresada un día, aprovecha para descansar que ya tendrás hija para el resto de tu vida», «No te preocupes», «Anda, no seas tonta, que tienes mala cara y lo que más necesitas ahora mismo es descanso».

Me sentí tan ridícula por haberles dicho que me quería quedar ingresada que les hice caso. Fui a comprarme un sacaleches para seguir estimulando la lactancia y así llevarles mi propia leche para que se la dieran por la noche. Ahí comencé a sentir que me ahogaba, que solo tenía ganas de llorar; y recuerdo nítidamente el horror. Lo único que deseaba con todo mi ser era quedarme con mi hija. Esto era lo que estaba en mi sentir, en mi cerebro instintivo, y no paraba de contradecirme en mi cerebro racional porque me decía a mí misma que era absurdo estar tan preocupada por aquella tontería. No entendía por qué me dolía tanto dejar allí a mi hija si estaba sana y lo que tenía no era nada preocupante. Yo misma me culpaba por sentirme mal, porque recordaba a esas madres que tenían hijos con problemas graves y pensaba que no era justo que yo estuviera así de mal por dejar a mi hija un solo día allí por algo tan leve y solucionable.

Al llegar a casa y ver la cunita vacía me di un hartón de llorar. Si me hubieran arrancado el brazo creo que no me hubiera dolido tanto como ver esa cuna vacía. Y al mismo tiempo no entendía racionalmente qué me pasaba: «¿Por qué lloro si esto es una tontería y no le pasa nada grave a mi hija?». Cada vez que lo recuerdo pienso hasta qué punto llegaba la ceguera emocional que tenía para no entender lo que me estaba pasando, hasta qué punto la razón puede llegar a contradecir la lógica del instinto.

Años después me di cuenta de que lo que ocurrió fue que no me permití dejarme llevar por lo que mi intuición y mi instinto pedían a gritos: estar con mi bebé. Todo lo cubrí de razones y creencias (corteza cerebral) para irme a casa y dejar allí a mi hija, y esto me generaba un sufrimiento inmenso. Al fin y al cabo, estaba contradiciendo racionalmente algo tan primario como era mi sentir, mi intuición, mi instinto; estaba contradiciendo todo lo que mis hormonas y neurohormonas me pedían. La neurobioquímica de mi cerebro estaba descolocada por alejarme de mi bebé y, en lugar de estar gobernando la oxitocina, era el cortisol la hormona protagonista.

Al principio del libro hemos hablado de los contextos interno y externo. Pues bien, el contexto interno de mis hormonas era el que la naturaleza tenía diseñado para que yo me vinculara con mi bebé, pero esto se desequilibró porque el contexto externo era mi forma de pensar influida por los aspectos socioculturales. Además, en aquella época estaban de moda unos bestsellers que te daban instrucciones para que el bebé aprendiera a dormir solo, y veías que si el bebé lloraba la gente decía barbaridades como «No pasa nada, es bueno para los pulmones», o que, si lo cogías en brazos, «No lo cojas tanto que se acostumbra». Por consiguiente, mi contexto hormonal interno estaba en desequilibrio por esta influencia psicosociocultural, que afectaba negativamente mi salud mental. ¡Menuda depresión!

Ahora, he podido constatar, en algunas mujeres de más de cincuenta años, que vienen a la consulta con depresión o ansiedad de muchos años de evolución, que la raíz del problema se halla en traumas muy intensos que vivieron alrededor del parto. En una ocasión conocí a una mujer cuyo caso me impactó enormemente: estaba en tratamiento psiquiátrico desde hacía muchos años por depresión y ansiedad y me dijo que todo comenzó después de una cesárea de sus hijos gemelos. Le pregunté cómo fue aquella cesárea y resulta que sufrió una preeclampsia grave, le hicieron la intervención y tuvo que pasar varias semanas en la UCI. Durante algunos meses, se quedó ciega como secuela y, dos meses después de la cesárea, conoció a sus dos hijos estando aún ciega. Te estremece pensar cómo debió de ser aquella experiencia y cómo empezó a vivir ese vínculo con sus hijos.

4.2. Oxitocina y cortisol, las hormonas del amor y del miedo

Ya hemos hablado de la relación entre la hormona del estrés (cortisol) y las hormonas sexuales, ahora vamos a profundizar un poco en las hormonas del estrés y del amor y cómo pueden influir en nuestra calidad de vida.

El estrés es una reacción del organismo ante situaciones que considera hostiles, y si es demasiado duradero y mantenido en el tiempo nos puede llegar enfermar. El estrés y el miedo activan el eje HHA (hipotálamo-hipófiso-adrenal) aumentando el cortisol y las catecolaminas, lo cual produce cambios a nivel inmunológico, cardiovascular y metabólico. En consecuencia, a largo plazo el exceso de cortisol podría favorecer la aparición de enfermedades inmunológicas, cardiovasculares y/o metabólicas.

Lo opuesto al miedo es el amor, que hace justamente el efecto contrario en el organismo: proporciona un cóctel de mediadores que generan salud y bienestar. El amor en todas sus formas propicia la secreción de oxitocina, entre otras hormonas. Ésta va desde el hipotálamo a la hipófisis posterior, y de ahí se libera al torrente sanguíneo.

Por su parte, la oxitocina es una hormona que está muy presente en nuestras vidas desde el nacimiento. Es conocida por su papel en el parto: favorece las contracciones uterinas durante el mismo, y que el útero vuelva a su tamaño después, evitando hemorragias. También es clave en la lactancia, porque se encarga de la eyección de la leche.

No obstante, esta hormona tiene otras funciones muy interesantes en el cerebro de la madre y el bebé. Tras el nacimiento, si el parto ha sido fisiológico, ambos tienen altos niveles de oxitocina en el cerebro, lo que facilita la lactancia y contribuye a que se vinculen e influencien mutuamente. Así, está relacionada con ese amor intenso que experimenta la madre por su bebé, y en la criatura tiene efectos cruciales en su neurodesarrollo. Estar piel con piel y la lactancia materna también aumentan los niveles de oxitocina.

A su vez, esta hormona frena el eje HHA, disminuyendo la producción del cortisol y reduciendo la ansiedad tanto en la madre como en el bebé. En cambio, la oxitocina sintética en el parto evita la producción propia de oxitocina, y no ejerce estas funciones en el cerebro como sí lo hace la oxitocina propia que sintetizamos.

Antes del parto, durante el embarazo se incrementan los niveles de hormonas esteroideas femeninas, el estradiol y la progesterona, que preparan el cerebro de la madre para la expresión de la conducta materna tras el parto. Gran parte de los cambios se producen en el cerebro límbico, donde fundamentalmente está la sabiduría intuitiva e instintiva.

En los días previos al parto, en la embarazada se produce una caída rápida de los niveles de progesterona, lo cual da paso a un aumento de la prolactina y oxitocina. En las 24-48 horas previas, se inicia esta liberación de prolactina y oxitocina a nivel central en el cerebro. La oxitocina y la prolactina son hormonas que, juntas, ayudan al mantenimiento de la conducta materna y la motivación. Durante la lactancia materna permanecen elevadas la oxitocina y la prolactina, que además de encargarse de la eyección y producción de leche, respectivamente, tienen un efecto ansiolítico y antidepresivo en el cerebro. Es por esto por lo que la lactancia materna además de otros múltiples beneficios disminuye el riesgo de depresión posparto.

En cambio, romper con el equilibrio de estas maravillosas hormonas, como ocurre cuando el parto es excesivamente medicalizado, o cuando se trata de un parto traumático, o cuando se separa la madre del bebé, hace que domine el cortisol en lugar de la oxitocina y la prolactina. En consecuencia, aumenta el riesgo de depresión posparto en la madre y también tiene repercusión en el neurodesarrollo del bebé. De hecho, el contacto íntimo piel con piel en las primeras horas programa la fisiología y el comportamiento futuros.[1, 2]

En cambio, la ausencia del contacto piel con piel durante las primeras dos horas después del nacimiento afecta negativamente a la interacción madre-bebé incluso hasta un año después del nacimiento, independientemente de otras variables.[3] En el bebé, el contacto piel con piel mejora el ritmo cardiaco y respiratorio, el consumo de oxígeno y la glucosa en sangre, y disminuye el cortisol salival.[4, 5, 6, 7] En los recién nacidos prematuros, se ha demostrado que con el contacto piel con piel el bebé crece más rápido y es más sano, llora menos y duerme mejor. Al mismo tiempo, las madres están menos ansiosas y estresadas, reducen sus síntomas depresivos posparto, se sienten más unidas a su bebé y se favorece la lactancia.[8] A través de este vínculo, se contribuye al moldeamiento del cerebro infantil y su neurodesarrollo. Estos efectos en el bebé pueden permanecer a largo plazo e incluso llegar a ser transgeneracionales.[9]

Todo esto que ocurre en los primeros momentos de vida se debe a que los niveles elevados de oxitocina están implicados en la realización de cambios epigenéticos muy importantes en el bebé.[10] Entre estos cambios están los que se producirán en su eje HHA, lo que permite una buena regulación de dicho eje, un mejor manejo del estrés y la habilidad de establecer vínculos sanos cuando llegue a su edad adulta. Son muy interesantes los estudios del doctor Nils Bergman, pediatra que estudió a fondo el método canguro en los prematuros, que consiste en dejarlos piel con piel con sus madres en lugar de mantenerlos en las cunitas. Bergman demostró la gran diferencia en el estado del sistema nervioso autónomo del bebé cuando estaba en la cuna en comparación a cuando estaba en contacto con la madre.

A diferencia del piel con piel, los bebés que estaban en las cunitas tenían un estado de hiperexcitación autonómica, con diez veces más cortisol en saliva, que los niños que estaban en contacto con sus madres. Además, tenían una disminución del sueño de ondas lentas, lo que es muy necesario para el adecuado neurodesarrollo cerebral. Por todo ello, el contacto estrecho con la madre es crucial para la salud física y mental futura del bebé. También en la madre este contacto íntimo y la lactancia materna propician la acción de la oxitocina en el cerebro permitiendo desarrollar la conducta materna y protegen a la madre de la depresión posparto.

Además de todas estas funciones de la maravillosa hormona del amor en relación con el embarazo, el parto y la crianza, la oxitocina también está involucrada en otras funciones, entre ellas, la reducción de la tensión arterial, la sensibilidad al dolor y la inflamación, la mejora de la cicatrización, la disminución de la agresividad y el aumento de la sociabilidad.

Asimismo, podemos estimular la producción de oxitocina a través de estímulos en el cuerpo o en la mente. En realidad, todo es lo mismo, ya que cuerpo y mente es una unidad, por lo que un estímulo en el cuerpo influye en la mente, y viceversa; no hay separación entre uno y otro. Todo lo que tenga que ver con el amor, el placer y la calma favorecen la secreción de la hormona del amor (oxitocina) y disminuye la hormona del miedo/estrés (cortisol). Da igual si se trata de un estímulo en el cuerpo, como podría ser un masaje, o si es un estímulo en la mente, como sería la meditación. Los besos, las caricias, el altruismo, la compasión, el agradecimiento, la música, el sexo o actividades como cantar, estar con amigos, disfrutar de una reunión de familia..., todo esto fomentará la producción de oxitocina. Como ya se intuía en la sabiduría popular: «El amor cura y el miedo nos enferma». Ahí está la magia de los besos y los abrazos, de lo necesario que es el consuelo y de lo dañino que es sentirse sola.

En un maravilloso trabajo sobre la oxitocina publicado por Heon-Jin Lee,[11] se denomina a la oxitocina la hormona facilitadora de la vida, ¡y qué gran idea! De este trabajo extraigo el siguiente párrafo: «La oxitocina está implicada no solo en el comportamiento social sino también en otros comportamientos, como el aprendizaje, la ansiedad, la alimentación y la percepción del dolor, importante para la memoria social y el apego, el comportamiento sexual y materno, la vinculación humana y la confianza. Los trastornos humanos caracterizados por alteración en las interacciones sociales, como el autismo y la esquizofrenia, también pueden involucrar la expresión de la oxitocina. Muchas, si no la mayoría, de las funciones de la oxitocina, desde las interacciones sociales (afiliación, agresión) y el comportamiento sexual hasta el eventual parto, la lactancia y el comportamiento materno, pueden considerarse específicamente como facilitadoras de la propagación de especies». Así pues, ¿cómo no llamarla facilitadora de la vida?

¿Y por qué es tan importante comenzar con buenas dosis de oxitocina en los primeros momentos de la vida y durante la crianza? En estas etapas de la vida, una crianza amorosa, en la que hemos estado más en la neurobioquímica del amor que en la del estrés o miedo, va a generar muchísimos epigenéticos que van a configurar nuestras rutas neuronales, inmunológicas y metabólicas. Esto nos predispondrá hacia una mejor salud física y mental en la etapa adulta.

Haber disfrutado de una crianza amorosa favorece que sepamos establecer vínculos saludables en la etapa adulta. Por otro lado, la estabilidad sentimental de las personas se ha relacionado con la salud cardiovascular. Hay estudios publicados sobre el efecto protector frente al riesgo cardiovascular de vivir en pareja, y curiosamente se ha visto que el divorcio aumenta el riesgo de infarto, especialmente en mujeres. Evidentemente, esto no significa que debamos tener pareja a toda costa para tener salud, y todavía menos estar con una persona con la que no estás bien. El hecho de tener pareja es un fin en sí mismo y no un medio para otra cosa. De hecho, el amor siempre es un fin en sí mismo, porque no se puede amar para conseguir algo que sea fuera del propio hecho de amar. De ahí que una de las expresiones máximas del amor sea el agradecimiento, ya que cuando agradeces realmente estás amando como fin en sí mismo, sin pedir nada a cambio.

También se ha dicho siempre que lo contrario del amor es el miedo, y no el odio. Si lo piensas bien, el odio no es más que una forma de miedo: a que te hagan daño, a ser rechazado dentro de un grupo, a que se demuestre que la otra persona es mejor que tú...

La tendencia hacia el amor o hacia el miedo tiene una parte genética programada en nuestro cerebro. No obstante, no todo es lo que manda la secuencia de genes, así que no debemos caer en determinismos, porque siempre tenemos la opción de cambiar y modular epigenéticamente esta tendencia. De ahí la capacidad de resiliencia de muchas personas que a pesar de no haber gozado de crianzas amorosas han sido capaces de aprender a amar y no repetir los mismos patrones que les enseñaron. Tener la voluntad de proveerse de un entorno y de vínculos saludables, practicar la meditación, hacer lo que realmente nos llena y satisface, entre otros, va a favorecer esos cambios epigenéticos que mejorarán la función del eje HHA a nuestro favor, regulando mejor el estrés y mejorando la función del sistema inmunológico con todo lo que implica nuestra buena salud.

4.3. Placer, felicidad y hormonas

Como hemos visto hasta ahora, la oxitocina es una hormona clave para la felicidad y el placer, aunque hay otras implicadas: la serotonina, las endorfinas y la dopamina.

Las endorfinas son conocidas como las hormonas del placer y también tienen efecto analgésico. Son producidas por el cerebro ante estímulos muy diversos: un masaje, la risa, bailar, meditar, leer... También aumenta su producción con el entrenamiento deportivo y con el dolor, en este último caso como respuesta para realizar su efecto reparador y analgésico.

Por su parte, la serotonina es una hormona, y también un neurotransmisor. Su 90 por ciento se produce en el intestino y se sintetiza a partir del triptófano, un aminoácido presente en alimentos como el pavo, pollo, salmón, atún, huevos, lácteos, plátanos, aguacate, ciruela, espinacas, zanahoria, apio, brócoli, dátiles, nueces, pistachos, anacardos, almendras, chocolate negro, arroz, avena, sésamo, garbanzos, lentejas... Actúa a nivel digestivo y cardiovascular; en el cerebro se comporta como un neurotransmisor y ejerce un efecto de relajación, satisfacción y bienestar.

Asimismo, la felicidad se define como un bienestar subjetivo, es decir, es algo autopercibido. De hecho, hay personas muy infelices a pesar de tenerlo todo para su bienestar, o personas muy felices a las que les falta bienestar. O bien hay personas felices a pesar del dolor, de tener una enfermedad grave y/o de vivir situaciones extremas como por ejemplo una guerra. Por tanto, la felicidad va más allá del dolor y el miedo. Ahora bien, no se debe confundir felicidad con placer, porque, según el neuroendocrinólogo Robert Lusting, esta confusión nos hace infelices.

La dopamina es la hormona encargada de la motivación, de ese impulso para buscar el placer. Lusting ha investigado los circuitos de la dopamina y la serotonina, dos neurotransmisores implicados en el placer y en el bienestar. Tal y como él asegura, el placer activa los circuitos de la dopamina, pero creer que la felicidad es sinónimo de obtención de placer es un error. Este último es adictivo, de modo que cada vez te pedirá más estímulo placentero, a través de sustancias o conductas, para obtener la misma cantidad de placer.

Así pues, esta dinámica, en sus propias palabras, nos lleva a la adicción, es decir, el efecto de la dopamina no nos permite el disfrute de una copa, sino que nos lleva directamente al alcoholismo. En cambio, la serotonina es el neurotransmisor del bienestar y, además de relajarnos, está más relacionada con la felicidad. No obstante, la dopamina impide que la serotonina actúe y nos aleja de la felicidad, porque el placer que genera la consecución del estímulo placentero desaparece con la gratificación inmediata que nos da dicho estímulo (la comida basura, la droga, o la adicción a las pantallas).

Ahora bien, ¿esto significa que la dopamina es mala? Evidentemente que no; lo que no es bueno, en todo caso, es la adicción a la dopamina, y hay que dosificarla. En este sentido, podríamos decir que la felicidad es un estado de coherencia interna y que, más allá de las dicotomías planteadas, existe paz interior. Así, uno será más feliz si acepta que no todos los días van a ser de color rosa y que en la vida también hay incertidumbre inherente. La felicidad no es resistencia a lo que está ocurriendo, sino aceptar lo que no se puede cambiar y agradecer lo que tienes. Además, uno debe permitirse llorar cuando el cuerpo lo pide, o debe expresar las mal llamadas emociones negativas, porque todo esto mantiene un estado de no resistencia y de coherencia entre lo que hay dentro y fuera.

El autoconocimiento puede ayudarnos a entender nuestro dolor y sufrimiento, a situarlo y darle significado, y la autocompasión, a aliviarlos. Por su parte, la autocompasión no es narcisismo, sino amor y bondad hacia uno mismo. Permite sentirse parte de toda la humanidad y no superior al resto; es poner en perspectiva tu propio sufrimiento y ver la parte de responsabilidad que tienes frente a él, pero de forma compasiva, es decir, sin juzgarte ni culparte ni avergonzarte. La incoherencia es una forma de ignorancia que nos hace infelices y nos convierte en seres egocéntricos y miedosos, incapaces de amar.

Practicar el agradecimiento, hacer actividades altruistas o conectar con las personas como un fin en sí mismo, sin utilizarlas como instrumentos para otros intereses, nos aporta un excelente cóctel bioquímico de hormonas y neurotransmisores que facilitarán el amor y la felicidad. Esto promueve una mejor salud, ya que tanto la oxitocina como las endorfinas y serotonina tienen un efecto positivo en el sistema inmune reduciendo el dolor y la inflamación. Todo lo contrario de cuando es el exceso de cortisol el protagonista del cóctel bioquímico. Es obvio que cuando hay una situación estresante el cortisol tiene su función, y es además muy necesaria. Lo importante es que las dinámicas que nos hagan estar con el cortisol por las nubes todo el tiempo no sean las que se mantengan de forma habitual en nuestra vida.

A nuestra salud hormonal le beneficia una bioquímica más en relación con el amor y la felicidad, que va a favor de un mejor balance hormonal. En cambio, estar permanentemente con estrés altera el equilibrio de las hormonas y, por ende, del organismo. Además, el cortisol no encaja con el ciclo hormonal femenino, ya que altera el eje hipotálamo-hipófiso-ovárico, favoreciendo un estado más hiperestrogénico y más proinflamatorio con lo que ello implica en la salud femenina: más predisposición a síndrome premenstrual, más dolor de regla, empeoramiento de todas aquellas enfermedades estrogenodependientes...

4.4. AUTOPISTAS HACIA EL ORGASMO

Si ya de por sí el orgasmo es un fenómeno curioso y complejo, en el que está implicado especialmente el sistema nervioso con sus neurotransmisores y el sistema endocrino con sus hormonas, todavía lo es más el orgasmo femenino, sobre todo por saber dónde se produce el gatillazo de esta ola de placer.

En la respuesta sexual, los factores endocrinos revisados incluyen andrógenos, estrógenos, progesterona, prolactina, oxitocina, cortisol y feromonas. Los neurotransmisores y neuropéptidos discutidos comprenden óxido nítrico, serotonina, dopamina, epinefrina, norepinefrina, opioides, acetilcolina, histamina y ácido γ-aminobutírico.[12]

El orgasmo es una parte de la respuesta sexual; tras una fase de excitación y luego de meseta, llegamos a esa explosión de placer. En concreto esta fase de clímax es el orgasmo. Anatómicamente, la información del orgasmo viaja desde los genitales hacia las raíces sacras, después pasa a la médula espinal, y de ahí sube al cerebro, donde finalmente se procesa. Las relaciones sexuales no siempre han de incluir invariablemente esta fase de clímax, por supuesto; se pueden tener relaciones sexuales placenteras sin orgasmo.

Hay mujeres que dicen notar diferencia entre orgasmos del clítoris y orgasmos vaginales, y que estos últimos son más profundos y placenteros. Pero, para empezar, no deberíamos pensar de forma escindida, el orgasmo es siempre orgasmo: un fenómeno donde el sistema nervioso autónomo provoca una descarga neurofisiológica con una explosión de neurotransmisores y hormonas responsables de esa sensación de placer explosivo.

Aunque también es cierto que la experiencia orgásmica podemos sentirla con diferentes matices o intensidades. Entonces, ¿cuál es la diferencia entre unos orgasmos y otros? Está en cómo interpreta el cerebro esa riqueza sensorial que acompaña a la experiencia. Aquí entra toda una gran variedad de gustos y subjetividades.

¿Y por qué hay mujeres que interpretan el orgasmo diferente y lo dividen en vaginal y clitoriano? En ambos casos, el orgasmo lo gatilla igualmente el clítoris, el maravilloso órgano del placer con miles de terminaciones nerviosas. Así, el clítoris tiene una parte externa muy pequeñita, el glande, y luego se abre en una estructura con dos ramas abrazando la cara anterior de la vagina. Al estimular la vagina, por simple cercanía anatómica, se está estimulando el clítoris también, ya sea la parte interna o externa del mismo, dependiendo de la postura y formas de estimulación. Cuando se desencadena el orgasmo, el clítoris manda la información a las raíces sacras, de ahí a la médula y, después, al cerebro.

Entonces, si en ambos casos el clítoris es el que produce el orgasmo, ¿por qué algunas mujeres dicen que el orgasmo del estímulo de la vagina es más intenso y profundo que el orgasmo que viene del estímulo del clítoris externo? Es debido a la propiocepción de la distensión en la vagina o simplemente el significado que da cada mujer a este hecho, de mayor conexión, porque le resulta más erótico... Todo esto puede enriquecer en su caso particular la experiencia sensorial orgásmica. Tampoco significa que ocurra igual en otras mujeres, porque cada una tiene su mapa de placer, y quizá otras prefieran la estimulación del clítoris externo junto con otros estímulos distintos a la penetración en vagina.

Dicho de otro modo: lo que llaman orgasmo vaginal no viene de una estimulación mecánica de la vagina como tal, que además tiene muy pocas terminaciones nerviosas. En este caso, el orgasmo se seguiría gatillando igualmente en el clítoris, en el glande o en el clítoris interno, pero a su vez, al añadir la sensación de distensión de la vagina y/o de cualquier otro estímulo (todo depende de los gustos y los mapas de placer), podría experimentarse como más placentero.

Si no, si todo orgasmo se redujera al gatillado con el estímulo del clítoris, ¿qué sentido tendría tener orgasmos con otra persona o en otros contextos o con otras prácticas? Por esa regla de tres con un succionador estaría todo apañado, pero obviamente no es lo mismo tener una descarga eléctrica de placer que disfrutar de los diferentes estímulos eróticos del contexto, de los olores y sabores, de erotizar la mente con fantasías, de estimular zonas erógenas, de conectar con esa persona que te hace vibrar con solo mirarte... Por eso, aunque el orgasmo siempre es la misma descarga neurofisiológica, el cerebro no va a interpretar todos los orgasmos igual.

De este mismo modo, existen algunos estudios que relacionan la calidad del orgasmo con la producción de prolactina posterior. Brigitte Leeners y otros profesionales publicaron un estudio que correlaciona los aumentos repentinos de prolactina después del orgasmo como un índice objetivo del mismo y de su calidad en las mujeres.[13] El aumento postorgásmico de la prolactina parece reflejar la saciedad sexual producida por un circuito de retroalimentación negativa: cuanto más saciado sexualmente se está después del sexo, mayor es el alivio y mayor es la caída de la tensión y el deseo sexual.[14]

Por otro lado, ¿es posible que se pueda experimentar un orgasmo sin tocar siquiera los genitales? Hay personas que no necesitan ni siquiera estimular sus genitales para sentir orgasmos. James G. Pfaus publicó un estudio[15] en el que analizó el caso de una mujer de treinta y tres años que tenía orgasmos sin estimular sus genitales después de años de entrenamiento tántrico y yoga. En el estudio midieron los aumentos repentinos de prolactina después del orgasmo como marcador objetivo de la calidad de éstos. El aumento de prolactina después de sus orgasmos sin estímulo genital indicaron que se inducían los mismos cambios fisiológicos que con los orgasmos con estímulo genital. Por tanto, se producía un procesamiento de las sensaciones que, en lugar de ser una ruta desde los genitales hacia el cerebro, el procesamiento de la información era contrario: no de abajo hacia arriba, sino de arriba hacia abajo.

Al fin y al cabo, tanto el dolor como el placer son interpretaciones que se procesan en el cerebro. Del mismo modo que el cerebro puede interpretar un dolor sin haber estímulo doloroso en el cuerpo, cosa que podría ocurrir cuando hay sensibilización de las rutas neurales que conducen la información dolorosa, puede pasar lo contrario: que haya una sensibilización para experimentar placer sin estímulo placentero en el cuerpo.

4.5. SOBRE EL DOLOR: ¿POR QUÉ ME DUELE LA REGLA SI TODO ESTÁ BIEN?

Hemos hablado del placer, pero ahora hablemos de lo opuesto, del dolor. Se trata de una respuesta adaptativa del organismo que nos permite ponernos a salvo de un daño mayor. Si no nos doliera nunca nada, a pesar de tener un daño, duraríamos tres telediarios, porque el dolor nos pone en aviso para poder protegernos. Es cierto que esta experiencia podría funcionar en ocasiones de forma que no nos ponga a salvo de nada, sino más bien generar un problema en sí mismo. Ocurre como con el miedo, que es una experiencia que nos pone a salvo de un peligro, pero puedes tener por ejemplo una fobia, que es un miedo irracional hacia algo que no comporta peligro. Con el dolor puede pasar que tengas un dolor sin haber un daño real, lo cual no significa ni muchísimo menos que te estés inventando el dolor.

La Asociación Internacional para el Estudio del Dolor define el dolor como «una experiencia sensorial y emocional desagradable asociada o similar a la asociada con daño tisular real o potencial». Hay tres aspectos muy importantes que debemos tener en cuenta:

1. **El dolor es una experiencia, por tanto, es algo que no se cuestiona.** Si a alguien le duele algo, no podemos decirle que no es posible que le duela y que no tiene nada.

2. **La información del daño, ya sea real o potencial, llega al cerebro y es este el que hace la interpretación de la información.** Por tanto, el dolor es una interpretación del cerebro. Como se trata de una evaluación del cerebro, esta experiencia está condicionada no solo por la intensidad y el tipo de estímulo doloroso, sino también por la personalidad, experiencias previas, contexto, etcétera. Con el mismo estímulo una persona puede sentir mucho dolor y otra no, o también en la misma persona puede variar la sensación de dolor dependiendo del contexto. Así si por ejemplo me hago una lesión en el brazo cuando estoy huyendo de un peligro mayor que puede costarme la vida no sentiré dolor en ese momento sino después, cuando esté en calma, ya que el cerebro en ese momento prioriza la supervivencia. Ese mismo estímulo lo sentiré como muy doloroso en otro contexto donde no hay otro peligro amenazante. Hay personas que durante el sexo pueden encontrar placentero un estímulo y que, en cambio, fuera de ese contexto sexual, el mismo estímulo les puede resultar doloroso.

3. **El dolor no siempre va asociado a un daño.** Es más, puede sentirse dolor en una zona del cuerpo que ni siquiera existe, como ocurre con el del miembro fantasma, que consiste en un dolor muy intenso en un miembro que no existe porque está amputado. Esto ocurre porque el cerebro hace esta interpretación, es decir, no tengo mano porque me la han amputado y sin embargo tengo un dolor inmenso en la mano.

Una clasificación sencilla del dolor es aquella que lo divide en dolor de tipo orgánico y de tipo funcional. El de tipo orgánico es aquel producido por una lesión, es decir, que va asociado a algún daño tisular en la zona donde duele (una herida, un corte, una infección, una quemadura...). En cambio, el dolor funcional no tiene nada que ver con tener una lesión, como su nombre indica, funcional tiene que ver con la *función*, concretamente, con la alteración en la función de cómo el sistema nervioso conduce la sensibilidad; o también puede tratarse de una alteración de la función muscular (como ocurre cuando tienes una hipertonía muscular o un síndrome miofascial) o de la función del sistema inmune (desequilibrio a favor de los mediadores proinflamatorios).

El dolor orgánico y el funcional no son excluyentes, por lo que pueden darse a la vez. Un dolor de tipo orgánico puede transformarse con el tiempo en dolor de tipo funcional, de manera que, aunque quitemos la lesión que provocó el dolor inicial, se mantiene el dolor, por sensibilización de los receptores del dolor o por sensibilización de los nervios, o incluso por cambios en el cerebro, por contracturas musculares alrededor de la zona dolorida, síndrome miofascial...

El dolor es una respuesta en la que se produce un complejo entramado de mediadores: los mediadores de la inflamación, neurotransmisores y hormonas, lo que implica los sistemas inmune, nervioso y endocrino, respectivamente. Este entramado de mensajeros actúa de la siguiente forma:

1. Las citoquinas y otros mediadores de la inflamación estimulan los receptores del dolor.
2. A continuación, esta información viajará hasta el cerebro a través de la médula. Algunos de los neurotransmisores implicados en la conducción de esta información son el glutamato y la sustancia P.

3. Después, una vez el cerebro procesa la sensación de dolor, generamos nuestros propios analgésicos naturales para mitigarlo. Se trata de unas hormonas que se llaman endorfinas, que también se relacionan con el placer y actúan en el cerebro sobre los receptores opiáceos para calmar la percepción de dolor.

No siempre ha de haber respuesta inflamatoria como tal para favorecer la conducción de la información de dolor a través del sistema nervioso, puede darse la posibilidad de que esta conducción esté alterada como sucede con el dolor neuropático. Otras veces hay inflamación, pero no es una inflamación visible como la entendemos (tejido inflamado, caliente y rojo) sino que simplemente hay un desequilibrio entre los mediadores de la inflamación donde los mediadores proinflamatorios están por encima de los antiinflamatorios, como puede ocurrir con la dismenorrea primaria (dolor de la regla sin causa orgánica) de la que hablamos a continuación.

Así, la dismenorrea primaria es el dolor con la regla sin haber ninguna enfermedad orgánica detrás como la endometriosis. Entonces, ¿por qué puede doler la regla si no hay ninguna lesión?

- **Cuando se produce la descamación del endometrio** (esa caída de la pared de ladrillos de la que hablamos antes) **se produce un fenómeno inflamatorio fisiológico acompañado de contracciones uterinas** (el miometrio es un tejido muscular). Este proceso no debería ser doloroso si todo está en equilibrio. Las contracciones siempre han tenido muy mala prensa, pero puedo decir con pleno convencimiento que esto no es lo que duele. De hecho, en la consulta, he visto estas contracciones uterinas durante una ecografía y cuando les pregunto a las pacientes si tienen dolor en ese momento suelen decirme que no. Por ende, las contracciones no duelen.

- Al principio de este libro expliqué que había algunos mediadores que hacían una función mixta como hormona y como mediador inmunológico, y las prostaglandinas son un ejemplo de ello. Existen de varios tipos y con diversos efectos: las hay que controlan la presión arterial, la contracción de músculos lisos y otros procesos internos en los tejidos donde se producen..., las hay que son proinflamatorias, otras son antiinflamatorias, etcétera. En concreto, las prostaglandinas de la serie 2 son claves en el dolor de la regla y, además de su función de producir contracciones, tienen un efecto proinflamatorio. Así, **si hay un adecuado equilibrio entre prostaglandinas pro y antiinflamatorias no hay dolor, pero cuando hay un desequilibrio a favor de las del grupo 2 sí nacerá el dolor, no por las contracciones sino por su función proinflamatoria.** Entonces, si la inflamación fisiológica que se produce durante la menstruación está controlada y bien equilibrada, ni esta inflamación ni las contracciones dolerán.

Por lo tanto, lo que produce dolor no son exactamente las contracciones sino la inflamación desequilibrada. Por eso, cuando hay un exceso de prostaglandinas de la serie 2, los antiinflamatorios no esteroideos (AINE) calman el dolor, porque estos medicamentos inhiben una enzima, la ciclooxigenasa, que es la responsable de la síntesis de estas prostaglandinas proinflamatorias.

Todo lo que tenga un efecto favorecedor hacia un aumento de mediadores de la inflamación proinflamatorios puede producir dismenorrea, y todos los malos hábitos llevan a la inflamación (estrés, sedentarismo, falta de descanso, alimentos ultraprocesados...). También los déficits de determinadas vitaminas y minerales involucrados en la inmunorregulación, como el magnesio, zinc, vitamina A, E, C, D...

En cuanto a la parte hormonal de la dismenorrea, el desequilibrio a favor de estrógenos también puede estar detrás del dolor, ya que el exceso de estrógenos aumenta la inflamación. También incrementa la cantidad de sangrado, y el paso de los coágulos a través del cérvix también puede generar dolor.

Las prostaglandinas son un grupo de sustancias que derivan de los ácidos grasos y que se diferencian en los siguientes grupos:

- **Prostaglandinas de serie 2.** Son las responsables de la inflamación y de las contracciones de la musculatura lisa. En el útero producen contracciones de la musculatura lisa, responsable de los dolores menstruales.
- **Prostaglandinas de serie 1 y 3.** Sus efectos son contrarios a las de serie 2, ya que se comportan como antiinflamatorios y causan la relajación de la musculatura lisa.

Todas ellas son importantes, pero debe haber un equilibrio para evitar la inflamación. Las prostaglandinas se producen a partir de los ácidos grasos que ingerimos en la dieta; de los omega-3 que sintetizan las prostaglandinas antiinflamatorias; y de los omega-6, las prostaglandinas proinflamatorias. Por tanto, para la dismenorrea, podemos aumentar la ingesta de aquellos alimentos que favorecen la formación de las prostaglandinas de las series 1 y 3 (los alimentos ricos en omega-3) y disminuir la ingesta de alimentos que favorecen la formación de la serie 2 (los alimentos ricos en omega-6).

Sin embargo, son importantes tanto los omega-3 como los omega-6. El problema es que ha de haber más consumo de 3 que de 6 para tener un equilibrio óptimo. Cuando abusamos de alimentos procesados invertiremos la proporción a favor de los omega-6 y causaremos el desequilibrio hacia la inflamación. Las grasas vegetales más ampliamente utilizadas en los alimentos procesados de la industria alimentaria son omega-6, que ayudan a la formación de las prostaglandinas tipo 2, como aquellas grasas de las carnes rojas, cerdo, embutidos y mantequillas. En cambio, un mayor consumo de omega-3 favorece las prostaglandinas antiinflamatorias, y podemos encontrarlo en el aceite de linaza, semillas de chía, de cáñamo, nueces y pescado marino graso.

Cuando hay dismenorrea lo primero que hacemos es descartar causas orgánicas como la endometriosis, pero hay que tener cuidado con el infradiagnóstico. En caso de ser dismenorrea primaria hay que evaluar los hábitos de vida y, si tienes de muy malos, eliminarlos. De esta manera, si quitamos este desequilibrio entre mediadores de la inflamación, podría solucionarse. En cualquier caso, si estás muy perdida con temas de nutrición, recomiendo asesorarte con nutricionistas especialistas en este campo que pueden optimizar tu alimentación y ayudarte con algunos suplementos, en el caso de necesitarlos. También desde la fisioterapia se pueden hacer tratamientos muy efectivos para la dismenorrea, técnicas como la radiofrecuencia para la inflamación o la neuromodulación para regular la transmisión de la información dolorosa a través de los nervios pueden ser eficaces para tratar el dolor menstrual.

Como tratamientos farmacológicos contamos con los analgésicos, los antiinflamatorios no esteroideos y los tratamientos hormonales (los anticonceptivos y los progestágenos). Los tratamientos hormonales dan lugar a una situación lineal donde no hay ciclicidad hormonal y, por ende, no habrá esos cambios en los mediadores de la inflamación dependiente de hormonas. Además, al hacer que no se engrose tanto el endometrio (al dejar de tener ese pico grande de estrógenos en la primera fase del ciclo), habrá menos inflamación en la destrucción de esa «pared de ladrillos» de la que hablamos. El tratamiento se decidirá en función de cada caso y teniendo en cuenta el impacto en tu calidad de vida, los pros y los contras de cada enfoque terapéutico. Finalmente, como siempre, tú tienes la última palabra de cómo quieres tratarte.

Quizá también te preguntes si cabe la posibilidad de sufrir dismenorrea primaria sin tener los mediadores de la inflamación en desequilibrio. Sí, también podría ocurrir. Como ya hemos dicho antes, es posible que haya una mala transmisión de la sensibilidad dolorosa a través del sistema nervioso en su recorrido desde la zona de dolor hasta el cerebro. Pero no se debe caer en el reduccionismo de: «Ah, entonces el dolor es psicológico» para luego invalidar que una persona esté sufriendo dolor, porque el dolor siempre es dolor, independientemente del punto donde se encuentre la alteración. Así, esta alteración de la transmisión de la señal puede producirse de forma secundaria tras padecer un dolor de tipo orgánico que se prolonga en el tiempo, pero también puede producirse de forma primaria en el mismo sistema nervioso, desde los receptores del dolor, pasando por los nervios que transmiten la señal, y la transmisión a través de la médula, llegando incluso al mismo cerebro.

Cuando la alteración está en el cerebro la llamamos sensibilización central. Por eso, determinadas experiencias pasadas, el rechazo a los procesos femeninos, los traumas sexuales, la educación represiva, el abuso sexual... podrían contribuir al dolor de algunas mujeres con dismenorrea y dolor pélvico crónico en los cuales no encontramos causas orgánicas. Cabe mencionar un estudio de M. Bourdon y colaboradores[16] en el que encontraron que los síntomas dolorosos ginecológicos graves en mujeres pueden estar relacionados con el abuso sexual experimentado durante la infancia y/o la adolescencia, e inciden en la importancia de brindar una atención integral a los pacientes, desde el punto de vista psicológico y somático. En él incluyeron a mujeres con y sin endometriosis, y concluyeron que la endometriosis no era lo que se asociaba al abuso, sino el dolor experimentado independientemente de si tenían o no endometriosis.

4.6. COSITAS BUENAS PARA TU SALUD: AUTOCUIDADOS, ALTRUISMO, CREATIVIDAD

Regalarte un tiempo para cuidar de ti misma, para hacer algo creativo que te guste, escuchar las señales de tu propio cuerpo... genera autoconfianza, sensación de capacidad y autoestima, y todo esto aporta un efecto neuroendocrino muy positivo.

He conocido a muchas mujeres con una muy buena evolución de enfermedades crónicas al dedicarse tiempo para hacer actividades creativas o artísticas (bailar, pintar, manualidades, escribir, cantar...). Tiene su lógica, pues cualquier actividad artística o creativa, al igual que la meditación, entrenan a la mente en el *aquí y ahora*, generan un ambiente de hormonas y neurotransmisores positivo, que incluso trasciende no solo a las hormonas sino al sistema inmunológico y disminuyen la inflamación.

También he conocido a mujeres que han mejorado mucho de sus enfermedades crónicas inflamatorias como la endometriosis al dedicarse a alguna labor altruista (el altruismo, esto sí que es amor), ya que hay un hilo común entre el cuidado a otros y el autocuidado, o lo que es lo mismo: entre el amor a una misma y el amor a los demás. Es algo que de alguna manera está presente en las asociaciones de personas que comparten un mismo problema, sea cual sea, ya que contar con una red de apoyo en las dos direcciones aporta beneficios para la salud. En un estudio piloto concluyen que el enriquecimiento ambiental, que consiste en apoyo social, novedad y espacios, tiene potencial para integrarse en el tratamiento clínico de pacientes con endometriosis y otros trastornos inflamatorios y dolorosos.[17]

Según el trabajo publicado de Murillo-García, las intervenciones terapéuticas basadas en la danza son significativamente efectivas para reducir el impacto de la fibromialgia y el dolor y aumentar la calidad de vida relacionada con la salud, especialmente las danzas creativas.[18]

¡Qué bueno es crear, amar y bailar para la salud! Aunque no se trata de convertirse en una persona abnegada haciendo estas cosas, sino que hay que buscar siempre la manera de estar en coherencia con una misma. Si no me gusta el baile flamenco, no tiene sentido apuntarme a clases porque acabe de entender que bailar es bueno para mi salud; si estoy en una situación de carencia conmigo misma, no puedo ser altruista dando lo que no tengo; si no estoy inspirada y se me da mal el dibujo, no tiene sentido ponerme a pintar un cuadro... Todo esto es bueno para ti siempre que verdaderamente te sientas conectada con la experiencia, siempre que te salga del corazón. Hay muchas formas distintas de crear, de bailar y de amar, no tienes por qué pintar una obra de arte o convertirte en bailarina profesional ni tampoco tener la conciencia espiritual de Buda. Sin embargo, si sientes que tienes problemas para conectar con estas cosas bellas de la vida, no tiene sentido que hagas estas cosas de forma obligada solo porque son buenas para la salud.

Busca tu propio equilibrio y recuerda que no tienes la culpa de sentir lo que sientes, aunque lo que sientas sea algo que consideres malo. Si hay algo que te está dañando e impidiendo conectar con tu corazón, busca ayuda profesional porque puede que necesites darle significado y saber de dónde viene ese malestar que te impide conectar con las cosas buenas de la vida. Ahora repite conmigo: no soy culpable de mi malestar, merezco vivir una vida feliz.

4.7. ¡ME HE ENAMORADO! LA ATRACCIÓN SEXUAL, FEROMONAS Y OTRAS «TRAVESURAS» DE LAS HORMONAS

Desde el punto de vista biológico, hemos visto que el objetivo de tanto vaivén cuando comienza la edad fértil es la perpetuación de la especie, básicamente para que no nos extingamos. Pero ¿para qué esta explosión de nuevas hormonas y neurotransmisores que se añaden al carro cuando nos enamoramos? Para más de lo mismo: la naturaleza no cesa en su empeño para que sigamos multiplicándonos. Vamos a explicar qué pasa en las hormonas durante la atracción sexual y el enamoramiento, pero no caigamos tampoco en determinismos, porque debemos tomar decisiones conscientes y tener libre albedrío en todo.

Así pues, las hormonas que están por excelencia detrás del deseo sexual son los andrógenos (tanto en hombres como en mujeres) y los estrógenos (solo en las mujeres). En ellas, el deseo suele estar más a flor de piel durante la ovulación, cuando los estrógenos están más altos.

Pero hablemos antes de algunos estudios muy curiosos que nos darán algunas pistas de cómo nos influyen las hormonas del ciclo en la atracción. Ya hemos mencionado antes aquel que determinó que a las mujeres se nos ve más atractivas alrededor de la ovulación, o aquel otro que aseguraba que el deseo sexual de las mujeres aumentaba también en este momento porque los estrógenos están más a tope. Vimos también que con los anticonceptivos el deseo sexual pierde esta ciclicidad y además causa en algunas mujeres problemas de libido. Insisto en que esto no pasa a todas las mujeres; de hecho, los anticonceptivos en algunas mujeres precisamente les da calidad de vida.

Hay otros estudios bastante curiosos sobre hormonas esteroideas y atracción sexual:

- Uno de ellos mete en esta ecuación de la atracción sexual el olor y la respuesta endocrina masculina. En este estudio dieron a un grupo de hombres camisetas sudadas de mujeres periovulatorias para que las olieran, y a otro grupo, camisetas sudadas de mujeres en una fase no alrededor de la ovulación.[19] El curioso resultado fue que los hombres que olían las camisetas de las periovulatorias experimentaban un aumento de testosterona. No hay mucho más publicado acerca de este tema, pero me resultaron curiosos los resultados. ¿Tendrá algo especial el sudor alrededor de la ovulación? Seguro que con este estudio a alguien se le habrá ocurrido embotellarlo: «*Eau de atraction*». Ja, ja.
- Otro estudio analizaba la correlación entre el estrés de las mujeres con la elección de parejas con facciones faciales menos masculinas, y se llegó a la conclusión de que cuanto mayor era el aumento de cortisol ante el estrés, menos se preferían los rostros masculinos a los femeninos.[20]

Hasta aquí estamos hablando siempre de la influencia de las hormonas esteroideas. Pero en el enamoramiento irrumpe con fuerza un cóctel explosivo de hormonas que se encargan de esa auténtica locura que es. Y es tan potente el efecto que da lo mismo el momento del ciclo hormonal o si estás en la edad fértil o no. En la consulta he visto a mujeres en plena menopausia que nunca han disfrutado del sexo y que de repente han tenido un despertar sexual de los de verdad, ¡que ya quisieran las jóvenes! Solo que el enamoramiento en estas edades ya no es el «no puedo vivir sin ti» de la juventud, sino un enamoramiento que se extiende a la vida, a la apertura sin miedo, al descubrimiento del sexo como sujeto de placer (y no como objeto) con esa persona que de repente les hizo vibrar, ya desde otra madurez, desde un lugar donde ya no se da ese sufrimiento o angustia de perder a esa persona, sin esa necesidad de demostrar nada, sino estar segura de una misma y no tener complejos... Esto ya es otro nivel, a mí me gusta llamarlo «nivel diva», pero como mínimo debes tener de cincuenta años para arriba.

El mejor libro sobre amor que he leído nunca no es precisamente de un científico, sino del filósofo y psicólogo Erich Fromm: *El arte de amar*.[21] En este libro, Fromm diferencia entre los diferentes tipos de amor que podemos experimentar. Cuando habla del amor de pareja siempre hace una distinción entre lo que sería amor y enamoramiento, siendo el enamoramiento ese cóctel explosivo de emociones y mariposas en el estómago; y el amor, en cambio, lo describe como una decisión, más que como un sentimiento. Por tanto, mientras que el enamoramiento es una experiencia emocional compleja que se caracteriza por sentimientos intensos de pasión, atracción y deseo por otra persona, el verdadero amor no consiste en ser amado, sino en amar, y no tiene nada que ver con el *enamoramiento* o fascinación que nos produce una persona física y socialmente atractiva. Amar no es poseer un objeto, sino adentrarse en la intimidad de otra persona, sin expectativas irracionales que conducirían inevitablemente al fracaso.

Podríamos decir que el enamoramiento se asocia a una serie de cambios fisiológicos y neuroquímicos que afectan a nuestro cerebro y nuestro cuerpo que difícilmente podemos controlar y, en cambio, el amor es algo que se construye.

Ahora vayamos a estas hormonas *tan traviesas* que están tan implicadas en el enamoramiento:

- **Dopamina.** Es un neurotransmisor que está relacionado con la motivación. Se libera en el cerebro cuando nos enfrentamos a algo que deseamos, como la comida, el sexo o el amor. Durante el enamoramiento, los niveles de dopamina aumentan de forma significativa, lo que nos hace sentir el entusiasmo característico por desear estar siempre con quien nos enamora. Podríamos decir que esta hormona nos hace *adictos* a esa persona.
- **Feniletilamina.** Es una sustancia química que se produce en el cerebro cuando nos sentimos atraídos por alguien. Se la conoce como la «droga del amor» porque tiene efectos similares a los de las anfetaminas: nos hace sentir eufóricos y excitados. Junto con la dopamina es responsable de esta tremenda adicción por la persona que nos gusta. ¡Con razón se dice en el lenguaje popular eso de «el amor es ciego»!
- **Oxitocina.** Es la hormona del amor por excelencia. De todas las formas de amor habidas y por haber. Ya vimos que se libera durante el orgasmo, el parto y la lactancia. También se libera en el cerebro cuando estamos cerca de nuestros seres queridos. La oxitocina está relacionada con el vínculo social, la confianza y la seguridad. Durante el enamoramiento, los niveles de oxitocina aumentan, lo que nos hace sentir unidos a nuestra pareja y nos motiva a protegerla y cuidarla. *«Love is in the air...»*
- **Vasopresina.** Es otra hormona que se libera durante el orgasmo, el parto y la lactancia. También ocurre en

el cerebro cuando estamos cerca de nuestros seres queridos. Es la hormona del vínculo. Durante el enamoramiento, los niveles de vasopresina aumentan, lo que nos hace sentir más cercanos a nuestra pareja y nos motiva a mantener la relación.

- **Norepinefrina**. Ésta nos sube las pulsaciones, nos eleva la presión arterial, nos quita el hambre y el sueño, no nos permite pensar con claridad...
- **Serotonina**. Es la hormona de la felicidad. Evidentemente no podía faltar en esta fiesta, es ¡la guinda del pastel!

Por otro lado, es importante darse cuenta al principio de si una relación es tóxica o de si se ha pasado la línea roja, ya que después el enamoramiento te llevará a ese estado de adicción y sufrimiento por una persona manipuladora. Sobre este tema encontrarás mucho más en mi libro *Hablemos de Adolescencia*.[22] De hecho, en la consulta he visto demasiadas veces hasta qué punto vivir a edades tempranas experiencias traumáticas en relaciones sexoafectivas puede pasar factura a tu salud física y mental para el resto de tu vida.

Con esto no quiero decir que el enamoramiento sea malo; no es cuestión de etiquetarlo como bueno o malo, sino que todo depende del contexto. Depende si aciertas o no con la persona; de que cuando Cupido te toque sea para enamorarte de aquella persona con la que, después de este estado tan loco de hormonas, puedas construir una relación de amor del bueno.

4.8. Las hormonas y la relación cuerpo-mente

Una vez me hicieron una pregunta muy interesante: «¿Las hormonas nos influyen en la mente o es la mente la que influye en cómo vamos a fabricar las hormonas?». La respuesta es las dos cosas. Cuerpo y mente no están separados, uno influencia al otro. El cuerpo con sus hormonas y otros mediadores, es decir, la parte física va a influir en nuestra mente, y viceversa, nuestra mente puede dar lugar a cambios en nuestras hormonas y otros mediadores, actuando sobre nuestra salud física. Todo ese sistema de mensajería del que ya hablamos al principio (sistema inmune con sus mediadores inmunológicos; sistema endocrino con sus hormonas, y sistema nervioso con sus neurotransmisores) ejerce esa conexión entre los sistemas del organismo, cohesionándose en esa unidad cuerpo-mente.

En esta línea, si tienes una enfermedad en el cuerpo que genera dolor, difícilmente podrás tener esa neurobioquímica que da bienestar en la mente, y mucho menos todavía si encima no aceptas lo que no puedes cambiar y estás en lucha contigo misma. No obstante, el recorrido puede ser contrario: de la mente al cuerpo. Así, aunque tu cuerpo esté sano, si tu mente por la razón que sea está enfocada en el miedo o en el sufrimiento, si tienes un trauma... los sistemas del cuerpo (sistema nervioso, cardiovascular, inmune...) van a estar en una situación poco óptima y, si se prolonga en el tiempo, puede ocasionar enfermedades en el organismo. Por tanto, puedo tener salud o enfermedad partiendo del cuerpo hacia la mente o viceversa.

Ahora pongamos un ejemplo con el bienestar: cuando practicas el agradecimiento con tu mente fabricas oxitocina, y esto hace que sientas el agradecimiento en el cuerpo. Pero si además practicas el agradecimiento o haces meditación, con el tiempo el cerebro cambia y mejora el sistema inmune y toda tu salud. También puedes hacer el camino inverso: del cuerpo a la mente. Podrías estimular el cuerpo con un masaje para fabricar oxitocina y otras hormonas y neurotransmisores del placer como las endorfinas, lo que evidentemente conllevará efectos beneficiosos en el sistema inmune y en la mente.

Una de las zonas que produce secreción de oxitocina es el estímulo del pezón. Por esto se pueden provocar contracciones a las embarazadas estimulando el pezón. En la respuesta sexual se ha comprobado con resonancia magnética cerebral que el estímulo de los pezones activa las mismas zonas del cerebro que el estímulo de los genitales.[23] En cualquier caso, todo lo que sea placer y amor, venga del estímulo que venga, siempre va a traer oxitocina a tu vida. Y como dice la canción: «¡Alegría *pa* tu cuerpo, Macarena!».

Sentirnos en equilibrio en cuerpo y mente no siempre es fácil, ya que hay factores personales, experiencias vividas, el entorno... que puede hacérnoslo complicado. ¿Cómo puedes estar en armonía cuando el entorno es hostil o cuando tienes algún daño físico o mental? Es más fácil conseguir el equilibrio cuando aceptamos lo que no podemos cambiar, y tenemos la voluntad de cambiar lo que sí podemos. En el budismo hay una frase que resume muy bien esta idea: «El dolor es inevitable, el sufrimiento, opcional», lo que significa que si hay dolor no es posible evitarlo, pero sí puedo elegir cómo lidiar con él. Si acepto lo que no puedo cambiar no habrá sufrimiento (o al menos, éste será menor); pero si no acepto mi realidad, estaría luchando contra mí, lo cual alimenta el sufrimiento.

Sin embargo, es fácil decirlo y es difícil pasar a la acción para aliviar el sufrimiento cuando el entorno te impide estar en esa coherencia de cuerpo y mente. El psiquiatra y neurólogo Viktor Frankl tiene claro cómo sacar esa fuerza que nos permita seguir adelante ante situaciones bien hostiles. Él padeció en un campo de concentración todos los horrores del holocausto nazi y perdió a sus familiares más queridos bajo unas circunstancias extremas. A través de su obra nos enseñó lo importante que es vivir una vida con sentido y significado para ser felices; descubrir un propósito y un significado a nuestra vida alivia el sufrimiento. Él encontró su significado ayudando a los demás a hallar sus propósitos en sus vidas para sobrellevar el dolor emocional. Fíjate qué amor hacia el prójimo a pesar de sus circunstancias terribles.

Por otro lado, también hablaba de no juzgar a los demás porque «ninguna persona debería juzgar a menos que se pregunte con absoluta honestidad si en una situación similar podría no haber hecho lo mismo». No podemos criticar a otro ser humano sin antes comprenderlo ni obviando su historia personal. Toda la aportación de Frankl está cargada de compasión y de amor incondicional. Y sobre el placer, aseguraba que cuando una persona no encuentra un sentido a la vida se enreda con el placer para anestesiar su sufrimiento, lo que lleva al sinsentido y al vacío existencial.

El amor está claro que es lo que nos salva, en todas sus variantes: agradecimiento, compasión, altruismo, redención...; ésta va más allá del perdón. En cambio, el miedo nos enferma, también su variante: el odio. Sócrates, el filósofo que llevó su honestidad intelectual hasta las últimas consecuencias, siendo condenado a morir injustamente, dijo aquella frase: «Es mejor sufrir una injusticia que cometerla».

Ahora, propongo hacer un experimento sencillo sobre este trayecto «del cuerpo a la mente» y «de la mente al cuerpo». Si emocionalmente no te encuentras bien (mente), esto se manifiesta en tu expresión facial (cuerpo). Prueba de poner una sonrisa en la cara (cuerpo) aunque no la sientas. Puedes notar al rato cómo tu cerebro cambia, acabas de creerte tu propia sonrisa (mente) y te vas encontrando mejor. Es obvio que esto no va a funcionar igual si partes de un malestar emocional muy intenso que si simplemente no tienes un buen día. Está claro que el amor, el placer y la felicidad despiertan hormonas, neurotransmisores y hasta mediadores inmunológicos que ejercen efectos muy positivos en la salud. A su vez, podemos activar estos procesos partiendo de nuestra mente (meditación, agradecimiento, altruismo, amor...) o a través del cuerpo (masajes, deporte, actividades placenteras...). Así, tenemos la posibilidad de hacer cambios en nuestras vidas que favorezcan uno u otro cóctel neurobioquímico.

También me gustaría hablar aquí sobre el efecto placebo, ya que tiene una explicación neurocientífica muy interesante. Cuando una persona cree firmemente que su padecimiento va a mejorar, se activan unas áreas concretas del cerebro relacionadas con vías dopaminérgicas y serotoninérgicas que influyen en la percepción de la salud, dando sensación de recompensa y relajación; al activarse la producción de dopamina y otros mediadores relacionados con el bienestar, éstos ejercen ese efecto de mejoría de los síntomas. En cambio, el efecto nocebo es justamente lo contrario: crees que algo te perjudicará y comienzas a notar los síntomas. Por ejemplo, si una persona toma un fármaco que no le da ningún efecto secundario, pero en un momento dado lee en el prospecto los efectos adversos y se lo sugestiona, puede que comience a desarrollar esos efectos por la creencia, ya que fomentaría la producción de un cóctel de hormonas y neurotransmisores relacionados con el miedo.

De aquí no quiero que saques la conclusión simplista de la psicología positiva mal entendida que incluso niega las mal llamadas emociones negativas y que parece que tienes la obligación de ser feliz, y que si no lo eres o si no puedes controlar tus miedos o enfermas es por tu culpa. Todas las emociones son válidas y tienen su porqué. Ahora bien, todas ellas entran y se procesan, así que hay que ver qué nos quieren decir, y tener en cuenta que lo que hagamos con ellas sí que nos puede ayudar a regularlas para bien o para mal. Por eso, si te ves en una situación complicada de la que te ves incapaz de salir, siempre puedes acudir a terapeutas que te ayuden a regularte y sacar la mejor versión de ti. Cada persona es un mundo y no es posible controlarlo absolutamente todo, además de que podemos arrastrar vivencias de la infancia o incluso traumas transgeneracionales que nos lo pongan todo más difícil. Lo dicho: si no te encuentras bien, no estás sola, pide ayuda.

4.9. La melatonina: la importancia del sueño

Dormir tiene un efecto reparador en el organismo, es como hacer un reseteo; de ahí que el insomnio no se lleve muy bien con la salud hormonal. La melatonina es una hormona que regula el sueño-vigilia y que tiene innumerables efectos importantes, incluso en la función sexual. De hecho, existen muchos trabajos publicados sobre el efecto beneficioso de la melatonina para la fertilidad.

La melatonina no solo se sintetiza en la glándula pineal del cerebro, que es la que producimos por la noche y está relacionada con el ciclo circadiano, sino que también se produce en muchísimos otros lugares del organismo. Es un poderoso y conocido antioxidante y antiinflamatorio, y la creciente evidencia experimental y clínica muestra sus efectos beneficiosos contra el estado de estrés oxidativo, incluido el relacionado con la disfunción mitocondrial.[24]

Esta hormona se sintetiza a partir del triptófano, que se transforma en serotonina y ésta en melatonina. El triptófano es un aminoácido esencial, es decir, no podemos producirlo, sino que necesitamos adquirirlo a través de la alimentación. Con la edad, la producción de melatonina va disminuyendo. Además de regular el ciclo sueño-vigilia, la melatonina tiene otros efectos en el cuerpo; los más conocidos son:

- **Acción antioxidante**: neutraliza los radicales libres y mejora la capacidad antioxidante del cuerpo.

- **Regulación del sistema inmunológico**: reduce la inflamación.
- **Efecto protector sobre el sistema nervioso central**: se ha relacionado con un efecto protector contra enfermedades neurológicas como el alzhéimer.
- **Protección cardiovascular**: disminuye el riesgo de sufrir enfermedades cardiovasculares.

La producción de melatonina en la glándula pineal está influenciada por la exposición a la luz, ya que la oscuridad estimula la producción de melatonina y la luz la suprime. Para favorecer su producción, se recomienda:

- **Dormir en completa oscuridad.**
- **Reducir la exposición a la luz azul** (la luz emitida por dispositivos electrónicos) **antes de ir a dormir.**
- **Mantener horarios consistentes de sueño.**
- **Practicar técnicas de relajación antes de dormir**, como la meditación o la respiración profunda.
- **Consumir alimentos ricos en triptófano**, ya que este aminoácido esencial es necesario para la producción de melatonina y de serotonina. Son ricos en triptófano las frutas como el aguacate, el plátano, la ciruela o la piña; frutos secos como los anacardos, las almendras, las nueces o los pistachos; los huevos; carnes como el pollo, el pavo o el cordero; pescados como el pescado blanco, el atún, el salmón y la sardina; cereales integrales como la avena; semillas como las de sésamo o las de calabaza; legumbres como la soja, las lentejas, las judías y los garbanzos; lácteos como el yogur, la leche y algunos quesos como el cheddar; el chocolate negro.

¡A resetearse! ¡A descansar!

5

Hiperestrogenismo, inflamación
y resistencia a la insulina

Beatriz tenía síntomas de hiperestrogenismo: sangrados abundantes, hinchazón, malestar, tensión mamaria y dolores de cabeza antes de la regla. Como no sufría ninguna enfermedad de base, le dijeron que todo estaba bien y le recetaron anticonceptivos, pero a los pocos días cambió de opinión, ya que con ellos las cefaleas se intensificaron. Quería buscar otra opción.

Primero decidió contactar con una nutricionista y pedirle una cita. Ella la ayudó a cambiar sus hábitos de vida y la enseñó a alimentarse mejor. También le sugirió tomar algunos suplementos naturales que equilibrarían sus hormonas.

Beatriz siguió los consejos de la nutricionista y empezó a notar una mejora en su estado de ánimo y su energía. Tenía menos cefaleas y cedió la hinchazón abdominal casi permanentemente. Sin embargo, sus sangrados seguían siendo bastante intensos y le causaban anemia. Entonces volvió al ginecólogo y le pidió otra vez opinión. Como ella no quería tomar anticonceptivos, este profesional le propuso un tratamiento con progesterona. De entrada, decidió hacer una pauta en la que debía tomarla desde el día 14 al 26 del ciclo, dejando abierta la posibilidad de más adelante tomarla solo diez días antes de la regla si todo iba bien. Le explicó que eso reduciría sus sangrados y la haría sentir mejor.

Beatriz aceptó el tratamiento y lo combinó con las recomendaciones de la nutricionista. Sus reglas se volvieron normales, ya no eran dolorosas y mucho menos abundantes. Con el tiempo pasó a tomarla solo diez días antes de la regla, manteniéndose un sangrado menstrual normal. Aunque se habían planteado otras opciones, entre ellas el DIU hormonal para evitar el sangrado, de momento prefirió esta pauta de tratamiento. Había encontrado la solución que ella buscaba y estaba contenta con su decisión.

5.1. ¿Cómo se produce el hiperestrogenismo? Su relación con la inflamación

El hiperestrogenismo no es una enfermedad como tal, sino una condición. Se produce un desequilibrio en el balance de estrógenos y progesterona, a favor de los estrógenos, y las causas pueden ser:

- Los estrógenos están elevados.
- La progesterona está baja (hiperestrogenismo relativo).

En el segundo caso, el exceso de estrógenos no sería por los estrógenos en sí, sino porque están altos con respecto a la progesterona. Siempre se debe valorar uno respecto al otro, y no de forma aislada, por lo que hay situaciones en que, aunque no aumenten los estrógenos, si la progesterona es demasiado baja en la segunda fase del ciclo habrá un hiperestrogenismo relativo.

El hiperestrogenismo, aparte de que puede dar síntomas desagradables como la hinchazón o la tensión mamaria, puede fomentar (junto con otros factores genéticos y ambientales) diferentes patologías y trastornos ginecológicos como dismenorrea (dolor con la regla), endometriosis, excesivo sangrado menstrual, hiperplasia de endometrio, mastopatía fibroquística, miomas, cáncer de mama, cáncer de ovario, cáncer de endometrio... También puede alterar el equilibrio inmunológico favoreciendo especialmente las enfermedades relacionadas con el exceso de inmunidad.

Por su parte, el desequilibrio hormonal entre estrógenos y progestágenos, a favor de los estrógenos (hiperestrogenismo), puede deberse a las siguientes circunstancias:

1. **Déficit de progesterona** (hiperestrogenismo relativo).
2. **Exceso de producción de estrógenos**.
3. **Exceso de estrógenos** en relación con su metabolización y/o déficit en su eliminación.
4. **Exceso de estrógenos exógenos** (disruptores endocrinos).

Cabe recordar los efectos autocrinos, paracrinos e intracrinos de las hormonas para entender lo siguiente que vamos a explicar. Es posible tener un hiperestrogenismo que afecta de forma generalizada al organismo con muchos síntomas y/o trastornos estrogenodependientes. No obstante, podemos tener también un hiperestrogenismo más a nivel tisular y de forma aislada, es decir, localmente en un determinado tejido, sin haber ninguna otra afectación a nivel sistémico.

Cuando hablamos de hiperestrogenismo nos referimos a una condición generalizada. No es lo mismo tener varias manifestaciones de exceso de estrógenos que tener algún problema benigno aislado en un tejido. Por ejemplo, si tengo un fibroadenoma en la mama y nada más en mi cuerpo que sea estrogenodependiente, probablemente no tenga esta condición sistémica de hiperestrogenismo, sino un exceso local de aromatasas o de receptores en la mama sin más. Cuando tenemos un hiperestrogenismo hay síntomas generalizados como un síndrome premenstrual, o una coexistencia de varios síntomas o trastornos estrogenodependientes: tendencia a tener fibroadenomas, miomas, pólipos o síntomas como tensión mamaria premenstrual, exceso de sangrado, dismenorrea, etcétera.

A nivel inmunológico el exceso de estrógenos favorece la inflamación y la autoinmunidad; de ahí que las mujeres tengamos más predisposición a enfermedades autoinmunes que los hombres. Por otro lado, también ocurre a la inversa: la inflamación favorece los estrógenos, ya que un estado sistémico proinflamatorio aumenta la resistencia a la insulina, lo que genera hiperinsulinemia, y la insulina activa las aromatasas, por lo que habrá producción estrogénica.

5.2. Déficit de progesterona: hiperestrogenismo relativo

Para que ambas fases del ciclo hormonal estén equilibradas, es necesario que se produzca un pico de producción de hormona LH, que dará paso a la ovulación y, tras ésta, se formará el cuerpo lúteo que da paso a la segunda fase del ciclo, la fase lútea. Si no hay pico de LH no se produce ovulación, por tanto, no habrá cuerpo lúteo. En consecuencia, no se formará suficiente progesterona y, entonces, estaremos ante una situación de hiperestrogenismo relativo. Por eso, cuando hay ciclos anovulatorios (sin ovulación), como por ejemplo en el síndrome de ovarios poliquísticos, suele haber un déficit de progesterona, con el consiguiente hiperestrogenismo relativo que justificará los síntomas premenstruales, como el dolor abdominal, la hinchazón, la irritabilidad, el dolor y la tensión mamaria, y un largo etcétera.

Durante la perimenopausia, aunque los estrógenos comiencen a bajar, al haber ciclos sin ovulación, con frecuencia hay un hiperestrogenismo relativo, con todos sus síntomas típicos del síndrome premenstrual (dolor mamario, dolor premenstrual, hinchazón...) y/o alteraciones en el patrón de sangrado. Algo similar ocurre en las adolescentes que con relativa frecuencia también presentan ciclos anovulatorios con su consiguiente hiperestrogenismo relativo. Estos desajustes generalmente ocurren durante los primeros ciclos hormonales desde la primera regla, y pueden durar unos años hasta que al fin comienza a equilibrarse el eje hipotálamo-hipófiso-ovárico.

Asimismo, estos desajustes son totalmente fisiológicos en la adolescencia y en la perimenopausia, por tanto, normales. Si la regla viene de forma irregular en estas etapas de desorden hormonal no es preocupante cuando se sangra una cantidad normal o cuando se sangra por defecto (sangrar poca cantidad o que la regla dure poco tiempo, o que se retrase). Solamente nos preocupa cuando la irregularidad menstrual es por una pérdida excesiva de sangre (reglas demasiado abundantes, que se adelantan mucho o que duran mucho tiempo), ya que el exceso de pérdida de sangre podría ocasionar anemia. Además, en la perimenopausia, el excesivo estímulo en el endometrio por parte de los estrógenos podría favorecer cuadros de hiperplasias de endometrio.

En definitiva, la irregularidad menstrual de la adolescencia o la perimenopausia es algo que preocupa a muchas mujeres, pero realmente no es ningún problema. Salvo si pierden demasiada sangre, no habiendo ningún otro síntoma de malestar derivado de este desorden hormonal fisiológico, no sería necesario acudir a una consulta de ginecología por esta causa.

Todo lo que hemos explicado con anterioridad sobre el síndrome premenstrual con sus síntomas por el déficit de progesterona es un hiperestronismo relativo, ya que la balanza estrógenos-progestágenos va a favor de los primeros.

5.3. EXCESO DE PRODUCCIÓN DE ESTRÓGENOS: EXPRESIÓN DE AROMATASAS

Las enzimas encargadas de la conversión de andrógenos a estrógenos, las aromatasas, se encuentran en el ovario, en el tejido adiposo, en la piel, en el cerebro, etcétera.

Algunos tumores estrogenodependientes (benignos o malignos) presentan una mayor expresión de esta enzima, como los miomas, la endometriosis y el cáncer de mama, es decir, que el mismo tumor al tener más enzimas aromatasas producirán localmente más estrógenos, ejerciendo efectos paracrinos, autocrinos e intracrinos.

Algunos factores que aumentan la actividad de las aromatasas y por lo tanto aumentan los estrógenos son:

- **La insulina**. Es una hormona que se produce en el páncreas y se encarga de introducir las moléculas de glucosa en el interior de las células. La resistencia a la insulina dará como consecuencia un exceso de su producción (hiperinsulinemia). La insulina activa las aromatasas, razón por la que la resistencia a la insulina se relaciona con enfermedades estrogenodependientes.
- **La obesidad**. En el tejido adiposo hay gran cantidad de aromatasas y, con la obesidad, aumenta la resistencia a la insulina, de ahí su relación con el hiperestrogenismo.
- **El alcohol**. El alcohol aumenta la actividad de la aromatasa. Así, los alcohólicos tienen ginecomastia (desarrollo de mamas) por ese hiperestrogenismo.
- **La edad**. También aumenta la actividad de la aromatasa. Al llegar la menopausia, si no hay producción de

estrógenos por parte de los ovarios, habrá que producirlos a través de conversión periférica de andrógenos.

Hay factores que bajan la actividad de aromatasas y favorecen lo contrario: el hipoestrogenismo. Son éstos:

- **El tabaco.** En las mujeres menopáusicas fumadoras se acentúan los síntomas climatéricos propios del déficit de estrógenos como la sequedad vaginal, la osteopenia, la osteoporosis...
- **La prolactina.** Es una hormona que se encarga de la producción de leche materna y disminuye la actividad de la aromatasa. Puede que de ahí venga el efecto protector de la lactancia materna frente al cáncer de mama.

5.4. EXCESO DE ESTRÓGENOS EN RELACIÓN CON SU METABOLIZACIÓN Y/O DÉFICIT EN SU ELIMINACIÓN

El déficit de eliminación puede darse porque no se elimina correctamente a través del hígado, o por una reabsorción en el intestino. También puede ser por una metabolización de estrógenos donde se producen metabolitos intermedios con más potencia estrogénica que los propios estrógenos iniciales.

Los estrógenos, para ser eliminados, sufren una serie de cambios, convirtiéndose en metabolitos que se agrupan en dos tipos: los 16-hidroxiderivados y los 2-hidroxiderivados. Una parte de estos metabolitos se excretan a través de la orina y otra parte siguen sufriendo transformaciones en el hígado, donde se conjugan para pasar después a través de los ácidos biliares al intestino y, finalmente, se eliminarán por las heces.

Una adecuada función hepática permitiría eliminar bien los estrógenos. De hecho, cuando los hombres tienen una insuficiencia hepática o una cirrosis desarrollan ginecomastia (agrandamiento de las mamas) y otros síntomas derivados del hiperestrogenismo.

En cuanto al metabolismo de los estrógenos, la proporción de 2-hidroxiderivados debería ser mayor que la de 16-hidroxiderivados, porque estos segundos tienen un efecto estrogénico y proliferativo elevado, a diferencia de los 2-hidroxiderivados, que tienen actividad antiestrogénica. Si la proporción de estos metabolitos está a favor de los 16-hidroxiderivados aumentaría el riesgo de enfermedades relacionadas con el hiperestrogenismo. Así pues, el predominio de la metabolización a favor de unos derivados u otros está influenciado en gran medida por la dieta.

Algunos metabolitos de los estrógenos en el intestino, en lugar de eliminarse por las heces, vuelven a reabsorberse (circulación enterohepática). El estado de la microbiota intestinal influye en este mecanismo: cuando hay un desequilibrio en la microbiota intestinal (disbiosis) se incrementa la permeabilidad intestinal, favoreciendo la reabsorción de estrógenos, pasando de nuevo a la sangre en lugar de ser eliminados por las heces. Existe un cuerpo creciente de evidencia científica que establece una relación entre el tipo de bacterias que colonizan el intestino y los niveles de estrógenos sistémicos.

El estroboloma es el nombre que se le da al conjunto de bacterias del intestino capaces de modular la circulación enterohepática de los estrógenos y así influir en los niveles circulantes de estas hormonas y en su excreción.

Actualmente se están estudiando y buscando nuevas dianas terapéuticas a través del uso de determinados probióticos para prevenir el hiperestrogenismo y, por ende, las enfermedades derivadas del mismo. Sin embargo, todavía no existen protocolos estandarizados para hacer recomendaciones de probióticos para mejorar el estroboloma.

Por otro lado, la microbiota vaginal depende en gran medida de la microbiota intestinal. De hecho, cuando se inicia la edad fértil, los Lactobacillus (esas famosas bacterias beneficiosas de la vagina que protegiéndola estabilizan el equilibrio microbiano) migran del intestino a la vagina, colonizándola. Y puede haber infecciones vaginales producidas por el desequilibrio de su propia microbiota, o adquiridas por patógenos externos a través de las relaciones sexuales. Sabemos que, a su vez, el endometrio tiene su microbiota, que procede de la microbiota vaginal.

Sobre el tema, cada vez hay más trabajos publicados que asocian algunos problemas de fertilidad con tener una determinada microbiota endometrial en la que abundan microorganismos patógenos. También se han publicado estudios que asocian la endometriosis (enfermedad inflamatoria y estrogenodependiente) y determinadas microbiotas e infecciones del tracto genital inferior.

En definitiva, hay relación entre microbiota, sistema inmunológico y hormonas sexuales, de manera que una disbiosis en el intestino y/o aparato genital favorece la presencia de un ambiente proinflamatorio, y también la disbiosis en el intestino lleva al desequilibrio de estrógenos-progestágenos a favor de los estrógenos. Por tanto, hay una asociación entre disbiosis y cualquier enfermedad o condición relacionada con la inflamación y el hiperestronismo.

5.5. Exceso de estrógenos exógenos: disruptores endocrinos

Los disruptores endocrinos son sustancias químicas (alquitenoles, bisfenol A, ftalatos, pirorretardantes bromados, parabenos, pesticidas organoclorados...) capaces de alterar el sistema hormonal del organismo tanto en seres humanos como en animales. Al imitar o alterar el efecto de las hormonas, pueden enviar mensajes confusos al organismo y ocasionar diversas disfunciones. Muchos de ellos actúan como estrógenos y se denominan xenoestrógenos que, además de los numerosos problemas ambientales que producen en la flora y la fauna, pueden generar en los seres humanos problemas en la reproducción (infertilidad, malformaciones congénitas), tumores y otras enfermedades en órganos hormonodependientes (mama, próstata, testículo, tiroides), enfermedades metabólicas (diabetes, obesidad) e inmunológicas y alteraciones en el desarrollo del sistema neurológico, entre otras.

La Organización Mundial de la Salud (OMS) publicó en 2012 el informe titulado «State of the Science of Endocrine Disrupting Chemicals» («Estado de la ciencia de los químicos disruptores endocrinos») en el que alertaba sobre el conjunto de sustancias tóxicas presentes en el aire, en los alimentos, en las viviendas y en productos de uso común, desde detergentes y cosméticos a utensilios de cocina, juguetes, cortinas, plaguicidas de jardines y huertos. Estas sustancias llegan al organismo humano en dosis continuadas y se comportan como disruptores endocrinos. Según la OMS, las medidas más eficaces para evitar o reducir la exposición humana a dioxinas (un disruptor demasiado ubicuo) serían aquellas que instauren controles rigurosos de los procesos industriales con miras a minimizar la formación de dioxinas. Una dieta equilibrada, con cantidades adecuadas de fruta y verduras, también contribuye a evitar una exposición excesiva.

El bisfenol-A (BPA) es un disruptor endocrino presente en los plásticos, que tiene un comportamiento como estrógeno y puede aumentar el riesgo de una serie de enfermedades relacionadas como la endometriosis, el cáncer endometrial, el cáncer de próstata o el cáncer de mama.

5.6. Relación entre hiperestrogenismo, inflamación sistémica de bajo grado y resistencia a la insulina

Vamos a abordar la estrecha relación entre el sistema inmune y el sistema endocrino. Para ello, primero debemos tener claros los siguientes conceptos:

- **Inflamación sistémica de bajo grado.** La inflamación es un mecanismo que pone en marcha el sistema inmunológico con el objetivo de reparar una lesión. Por ejemplo, si me doy un golpe en un dedo o una herida se me infecta, en el lugar dañado del dedo se generará una reacción inflamatoria para reparar este daño. A veces, cuando hay demasiada inflamación, ésta puede llegar a deteriorar el tejido o el órgano, y perder la función de los mismos, cosa que ocurre sobre todo cuando el daño es demasiado intenso o cuando existe un problema inmunológico de base que genera más inflamación de la debida en el órgano afectado.

  Muchas veces ocurre que tenemos un estímulo dañino, pero de baja intensidad, y mantenido en el tiempo, es decir, de entrada no nos afecta mucho en el organismo, pero con el tiempo sí. Esto sobre todo sucede cuando tenemos malos hábitos (estrés, dietas no saludables, sedentarismo...). Estos estímulos no son lo suficientemente intensos como para causar un deterioro rápido de la función de ningún órgano, pero al estar de forma sostenida en el tiempo generan lo que se denomina inflamación sistémica de bajo grado. Este tipo de inflamación consiste en una elevación de factores proinflamatorios en la sangre, así como un aumento en la infiltración de células inflamatorias en los tejidos, en especial en el tejido adiposo.

- **Funciones de la insulina.** Se trata de una hormona que tiene otras funciones aparte de la de regular la glucosa en sangre introduciéndola en el interior de las células. Éstas son:
  - **A nivel hormonal**, la insulina incrementa la producción de andrógenos en el ovario y en las glándulas suprarrenales. También aumenta la actividad de las aromatasas fomentando la producción local de estrógenos en tejidos como la mama y el endometrio.
  - **A nivel cardiometabólico**, la insulina aumenta los triglicéridos, disminuye la HDL (el colesterol *bueno*), eleva la tensión arterial, incrementa la lipogénesis *in situ* en las arterias y reduce el óxido nítrico. De estas funciones se puede deducir que si los niveles de insulina son excesivamente elevados habrá más tendencia a tener enfermedades cardiometabólicas como la dislipemia, la hipertensión arterial y la arteriosclerosis.
- **Función del tejido adiposo y la resistencia a la insulina.** El tejido adiposo no es un simple almacén de grasa, sino que se comporta como un auténtico órgano endocrino y participa en la regulación metabólica. En el tejido adiposo confluyen las vías endocrino-metabólicas e inflamatorias y puede liberar tanto hormonas como mediadores de la inflamación:
  - **Hormonas**: la leptina, que es la hormona de la saciedad y disminuye el apetito; y la adiponectina, que favorece la acción de la insulina; o la resistina, que aumenta la resistencia a la insulina.
  - **Citoquinas (mediadores del sistema inmunológico)**, como el TNF α y la IL-6, que son mediadores de la inflamación que favorecen la resistencia a la insulina.

Cuando hay inflamación sistémica de bajo grado, ésta infiltra el tejido adiposo, altera su función endocrina y metabólica, y aumenta la resistencia a la insulina. Cuando los receptores de la insulina tienen resistencia a que esta hormona ejerza su función, secundariamente la insulina se eleva muchísimo tratando de vencer esa resistencia, es decir, la resistencia a la insulina genera secundariamente una hiperinsulinemia. A su vez, el tejido adiposo libera al torrente sanguíneo más sustancias proinflamatorias. Es un círculo vicioso lo que se genera, como vemos a continuación:

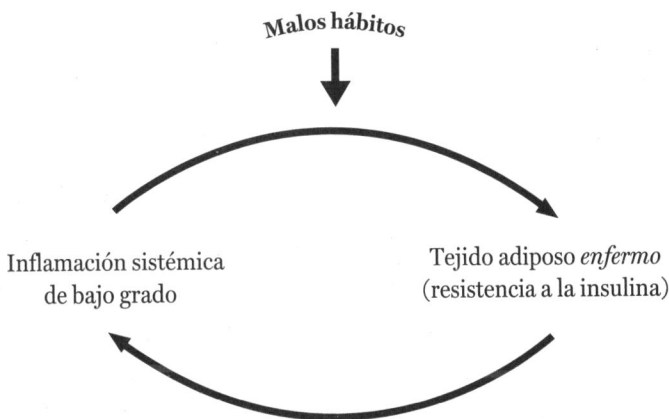

Malos hábitos

Inflamación sistémica
de bajo grado

Tejido adiposo *enfermo*
(resistencia a la insulina)

Por otro lado, ¿las personas delgadas pueden tener resistencia a la insulina y síndrome metabólico? Por supuesto que sí, aunque alguien esté delgado, los malos hábitos pueden generar resistencia a la insulina, y pueden llegar a largo plazo a desarrollar enfermedades cardiometabólicas. Por ello, la resistencia a la insulina no solo se da con la obesidad, sino que puede ocurrir igualmente por malos hábitos en personas delgadas.

Hay un factor que aumenta la resistencia a la insulina por sí mismo y que no podemos cambiar: la edad. Por tanto, a mayor edad, más resistencia. En realidad, es algo connatural al proceso de envejecer, aunque no es lo mismo empezar con estos problemas desde jóvenes que ya bien metidos en la tercera edad. Aparte de la inevitable edad, los demás factores sí que pueden evitarse, como dietas con muchos procesados y azúcares, el sedentarismo, el estrés, el insomnio, los hábitos tóxicos y la obesidad.

5.7. LA OBESIDAD Y LAS HORMONAS DEL HAMBRE Y LA SACIEDAD

El origen de la obesidad no es tan simple. Es multifactorial y no siempre e invariablemente se debe a malos hábitos. Podemos encontrarnos con disfunciones tiroideas, causas epigenéticas que generan un metabolismo ahorrador, algunos déficits de micronutrientes que enlentecen el metabolismo... Hay que investigar también si hay otros problemas de salud física, mental o emocional asociados antes de dar por hecho que una persona es obesa porque no se cuida. No se debe simplificar y menos reproducir juicios de valor sin conocer la causa de la obesidad.

A nivel hormonal se ha asociado la obesidad con niveles elevados de cortisol, con hiperinsulinemia o disminución de las hormonas tiroideas. También hay otras hormonas involucradas, como las de la saciedad y las del apetito. Puede haber un desequilibrio entre las hormonas orexigénicas, que son las que producen el apetito, como la grelina; y las anorexigénicas, que favorecen la saciedad, como la leptina. Por su parte, la grelina es una hormona secretada fundamentalmente por el estómago antes de comer y que da sensación de hambre, mientras que la leptina es secretada por los adipocitos (células del tejido adiposo) y da saciedad.

Por otro lado, la privación de sueño puede propiciar la obesidad, ya que puede alterar el equilibrio entre estas hormonas anorexigénicas y orexigénicas, según un estudio de Van Egmond.[1] En él, concluye que la privación de sueño se relaciona con una disminución de la concentración sanguínea de leptina y un aumento de grelina.

El insomnio y todo lo que produce estrés genera liberación de cortisol y éste favorece el desequilibrio entre estas hormonas a favor de las orexigénicas. Por eso, para perder grasa, ni el estrés ni el insomnio son buenos aliados.

Asimismo, el péptido-1 similar al glucagón (GLP-1) es una hormona anorexigénica, es decir, produce saciedad. Actúa sobre receptores cerebrales generando sensación de saciedad, ralentiza la digestión y el movimiento de los alimentos por el tracto gastrointestinal y regula los niveles de glucosa en sangre. La semaglutida es un fármaco con una estructura similar al GLP-1 que se utiliza para el tratamiento de la obesidad.

Desde hace mucho tiempo se ha correlacionado epidemiológicamente la obesidad con el aumento del riesgo de sufrir diversos cánceres estrogenodependientes (de mama y de endometrio), por la resistencia a la insulina. Por tanto, la hiperinsulinemia aumentará la expresión aromatasa, lo que incrementa la conversión de los andrógenos a estrógenos, y esta elevación de los estrógenos puede hacer crecer el riesgo de enfermedades estrogenodependientes como el cáncer de mama o el de endometrio. Así, vemos que la resistencia a la insulina, la inflamación y el hiperestronismo suelen ir de la mano.

5.8. ¿POR QUÉ ES TAN IMPORTANTE MANTENER UNA BUENA MASA MUSCULAR?

Por suerte, los estereotipos en el deporte han cambiado mucho en los últimos años. Hasta hace poco, las mujeres solían hacer mucho ejercicio aeróbico y nada de fuerza, quizá por miedo, no vaya a ser que te convirtieras en Arnold Schwarzenegger. Sin embargo, hoy se recomienda activamente, porque sabemos las ventajas de mantener una buena masa muscular para la prevención de la inflamación, enfermedades cardiovasculares y metabólicas, e incluso hasta para la salud mental. Y de paso viene muy bien para tener una menopausia saludable.

Cuanta más masa grasa, más resistencia a la insulina. Con la masa muscular ocurre lo contrario: a mayor masa muscular, menor resistencia a la insulina. De ahí que mantener el músculo disminuya el riesgo de todas las enfermedades cardiometabólicas (diabetes mellitus, hipertensión arterial, obesidad, arteriosclerosis, etcétera).

Al igual que el tejido adiposo, el músculo también tiene funciones inmunológicas y endocrinas. Así, las mioquinas son moléculas secretadas por las células musculares esqueléticas, que tienen efectos autocrinos, paracrinos y endocrinos, actúan disminuyendo la resistencia a la insulina y tienen propiedades antiinflamatorias.

Además, hay un circuito endocrino músculo-cerebro muy interesante en el que también intervienen las mioquinas. Éstas contribuyen a la regulación de la función del hipocampo y a la neurogénesis. Por este motivo, el ejercicio tiene muchos efectos beneficiosos sobre la salud del cerebro: reduce los riesgos de demencia, depresión y estrés, y desempeña un papel en la restauración y el mantenimiento de la función cognitiva y el control metabólico.[2]

Pero el ejercicio no solo previene la depresión y mejora la salud mental, también tiene un efecto analgésico en personas con dolor crónico gracias a los cambios que el ejercicio produce en el sistema mesocorticolímbico del cerebro.[3] De las conclusiones de los últimos estudios que hablan de beneficios del ejercicio físico en el dolor no me ha sorprendido nada, dado a mi experiencia. Tengo pacientes con endometriosis que tenían dolor pélvico crónico y que lo que les ha funcionado ha sido hacer entrenamiento con ejercicio de fuerza. Empezaron poco a poco y aumentando progresivamente la intensidad con un entrenamiento personalizado y ellas mismas aseguran que el ejercicio les ha permitido controlar el dolor mejor que con cualquier otro tratamiento.

En resumen, hacer ejercicio físico para mantener una buena masa muscular mejora todos los parámetros de salud física y mental.

5.9. Antojos por comer alimentos dulces

Algo que produce la resistencia a la insulina es la sensación constante de necesitar comer cosas dulces. También es muy frecuente que personas que están a un paso de la diabetes tengan bajadas de glucosa en sangre, y erróneamente creen que no tienen problemas de prediabetes porque: «Mi azúcar baja mucho cada dos por tres y tengo que tomar caramelos para reponer las hipoglucemias».

Imaginemos que los receptores de la insulina son puertas y que la insulina es la llave que abre la puerta para que entre la glucosa. Esas puertas están bien cerradas y cuesta mucho abrirlas, por lo que hay resistencia a la insulina. Ahora comes algo que dispara la glucosa en sangre y la insulina no es capaz de abrir las puertas, por lo que el páncreas produce grandes cantidades de insulina para conseguirlo.

Dicho de forma más técnica: si comes dulce, tendrás hiperglucemia y, en consecuencia, hiperinsulinemia. Cuando la insulina vence esa resistencia, tiene la mala costumbre de abrir de golpe todas las puertas (receptores), y entra toda la glucosa en las células, por lo que se produce una hipoglucemia reactiva. Esa hipoglucemia es lo que te hace necesitar de nuevo el azúcar. De aquí, vuelve a empezar: si comes dulce, tendrás hiperglucemia e hiperinsulinemia, que pasará a hipoglucemia reactiva y a la necesidad de comer dulce, lo que te hará comer dulce, y vuelta a lo mismo. A esto cabe añadirle que toda la glucosa que entre en las células, si no se consume como fuente de energía, se transformará en grasa.

Ya comentamos que en la segunda fase del ciclo hormonal aumenta la resistencia a la insulina y que en la primera fase baja. Esto ocurre para que, en la fase lútea, no falte glucosa para el posible embarazo. Por eso es muy común la apetencia de dulce en la segunda fase del ciclo en muchas mujeres, y más todavía si ya de por sí tienes una buena resistencia a la insulina.

Entonces, cuando una persona con resistencia a la insulina y con un pie en la diabetes tiene bajadas de glucosa, esto no significa que esté lejos de la diabetes, sino todo lo contrario, tiene un mal manejo de la insulina porque los receptores no funcionan bien y están haciendo subidas y bajadas reactivas de la glucosa.

Por ello, si no es bueno comer caramelos para la hipoglucemia, ¿qué puedo hacer si estoy en este círculo vicioso? La única forma de romperlo es evitando los picos de glucosa y bajando la inflamación sistémica de bajo grado. Hay que comer alimentos que no tengan un elevado índice glucémico, es decir, que liberen glucosa en sangre muy lentamente y no de golpe.

¿Que te entran unas ganas irremediables de chocolate? Come un trozo de chocolate negro por encima del 80 por ciento junto con un puñado de frutos secos (nueces, piñones...). De esta manera, con el cacao y los frutos secos evitamos ese gran impacto glucémico que va a llevarnos después nuevamente a la hipoglucemia y a la necesidad de comer dulce. Los alimentos ricos en fibra y con un bajo impacto glucémico harán subir la glucemia, pero de forma lenta, eludiendo esa hipoglucemia reactiva que produce hambre de alimentos dulces.

También podemos ayudarnos de fármacos que bajan la resistencia a la insulina, aunque lo ideal sería cambiar de hábitos: añadir en la dieta alimentos que no tengan un alto índice glucémico, hacer ejercicio físico (incluyendo ejercicio de fuerza, pues, a diferencia de la grasa, la masa muscular protege de la resistencia a la insulina), eliminar los procesados que generen inflamación sistémica, evitar déficits de vitaminas y minerales, que pueden alterar la inmunorregulación y/o el metabolismo, etcétera.

Asimismo, la forma en que cocinamos los alimentos influye mucho en el impacto glucémico. ¡Vamos a verlo con algunos ejemplos! Si bebes un zumo de naranja, el impacto glucémico es altísimo, en cambio, si comes una naranja completa el impacto baja mucho, ya que la fibra hace que no suba demasiado la glucemia, aparte de que si comes la fruta completa comes menos naranjas que si las exprimes en un zumo. Si comes pasta, cuando está al dente el impacto glucémico es menor que si lleva más tiempo de cocción y está más blandita, pero si añades verduritas al plato, la fibra podría bajar aún más el impacto glucémico. Si comes patata cocida que se ha enfriado en el frigorífico bajas el impacto glucémico porque el almidón se convierte en almidón resistente, que al no ser digerible llega al intestino y sirve de prebiótico (alimento para las bacterias del intestino).

El ayuno intermitente también puede ser una estrategia para disminuir la resistencia a la insulina. Veamos qué es. En la ingesta de alimentos debería respetarse el ritmo circadiano, es decir, comer por el día y descansar por la noche (nada de levantarse a darse un atracón de madrugada). Todas las noches hacemos un ayuno natural, que se podría ampliar a más horas cenando temprano y/o desayunando tarde. El ayuno activa otras rutas metabólicas en las que se utilizan las grasas como combustible, teniendo en cuenta que las grasas no necesitan insulina ni receptores para entrar y aportar energía a las células, con lo cual se rompería ese círculo vicioso de la necesidad constante de azúcar del que hemos hablado.

Además, con el ayuno se estimula la autofagia, fenómeno descubierto por el japonés Yoshinori Ohsumi y por lo que fue galardonado con el Premio Nobel de Medicina 2016. La autofagia es como un sistema de reparación y regeneración celular en el que se lucha contra el deterioro del envejecimiento. Este proceso, aparte de favorecer la eliminación de los componentes dañados, tiene un impacto positivo en múltiples enfermedades degenerativas, además de aumentar la sensibilidad a la insulina.

En un trabajo muy interesante de la Universidad de California realizado por Catherine R. Marinac y publicado en *JAMA Oncology* con una muestra de 2.413 mujeres con cáncer de mama y sin diabetes, se concluyó que había una disminución del riesgo de recurrencia del cáncer en las mujeres que estaban 13 horas o más en ayuno nocturno con respecto a las que estaban menos de ese tiempo.[4] Por tanto, dejar pasar 13 horas o más desde la cena hasta el desayuno del día siguiente disminuía el riesgo de recurrencia del cáncer. En el mismo trabajo se vio que había una mejor regulación de la glucosa en sangre, a causa de que el ayuno disminuye los picos de insulina. Entonces, si evitamos el hiperinsulinismo no se produciría el efecto estrogénico proliferativo que tiene la insulina en la mama, lo cual protegería de la recurrencia del cáncer de mama. En definitiva, el ayuno intermitente podría ser una buena estrategia para la prevención o mejoría de muchas enfermedades que derivan de la insulinorresistencia, estrogenodependientes y oncológicas.

Las dietas *low carb*, que son muy bajas en hidratos de carbono, y los ayunos favorecen la cetosis, que consiste en utilizar como principal combustible para la energía los cuerpos cetónicos (que derivan de las grasas) y no la glucosa.

Esto baja completamente la resistencia a la insulina. Pero si quieres hacer este tipo de enfoque es necesario que lo hagas bajo la supervisión de profesionales expertos.

No obstante, actualmente hay aún profesionales que se echan las manos a la cabeza cuando hablamos de cetosis, porque la confunden con cetoacidosis, que es lo que les pasaba a los diabéticos tipo 1 cuando no se les administraba insulina. Pero la diabetes mellitus tipo 1 no es lo mismo que la tipo 2. En esta segunda hay una gran resistencia a la insulina y el páncreas ya no puede fabricar suficiente para vencer la resistencia, con lo cual la glucemia puede controlarse tomando fármacos sensibilizadores de receptores de insulina. Si a un diabético tipo 1, que depende de la insulina, se le deja de administrar moriría por cetoacidosis, y no por cetosis. Lo que le ocurre es que no es capaz de introducir la glucosa en sus células para aportarles energía. Entonces, como no llega combustible a las células, comienza a tirar de los depósitos de glucógeno, y así aumenta todavía más la glucosa en sangre.

Sin embargo, como es imposible que sin insulina pueda entrar la glucosa en las células, entonces opta por las grasas y aumentan los cuerpos cetónicos. Así, por esos niveles tan elevados de glucosa y de cuerpos cetónicos, se genera lo que se denomina cetoacidosis (que no cetosis), y si la situación se mantiene acabará muriendo, no por la cetosis sino por la acidosis que generan esos niveles tan elevados de glucosa. En cambio, la cetosis (que no cetoacidosis) es un estado metabólico en el que el cuerpo utiliza las grasas como principal combustible, y la glucosa, solamente para los aportes extra de energía. Los cuerpos cetónicos en este contexto no son dañinos, porque esto no tiene nada que ver con la situación de cetoacidosis de los diabéticos insulinodependientes.

Otra creencia muy extendida es que el cerebro necesita glucosa sí o sí como combustible, pero no es verdad, porque el cerebro utiliza los cuerpos cetónicos como fuente de energía. De hecho, las dietas cetogénicas mejoran trastornos neurológicos como la epilepsia y ejercen un efecto protector en enfermedades neurodegenerativas como el alzhéimer. La cetosis hace disminuir la insulina (que inhibe la lipolisis y evita que se usen las grasas como combustible) y hace aumentar la lipolisis en las reservas de grasas, que a su vez reduce los triglicéridos, la resistencia a la insulina, el efecto proliferativo en mamas y endometrio, las enfermedades cardiometabólicas como la hipertensión, la diabetes, la obesidad...

En suma, si simplemente cenas temprano para aprovechar las horas de ayuno, quitas de la dieta los azúcares simples, basas tu alimentación en productos frescos de temporada, haces ejercicio... ayudarás a bajar tu resistencia a la insulina. En caso necesario, con la adecuada ayuda profesional puedes optar por sensibilizadores de insulina para bajar la resistencia y, si estás valorando hacer cetosis a través de ayunos más prolongados y/o dietas *low carb*, debe ser siempre en manos de profesionales cualificados.

5.10. TODAS LAS ENFERMEDADES ESTROGENODEPENDIENTES EMPEORAN CON EL HIPERESTROGENISMO, ¿QUÉ PODEMOS CONTROLAR?

Algunas pacientes ponen mucho empeño en cuidarse y hacerlo todo perfecto para tener una buena salud, y luego cuando no lo consiguen sufren mucha frustración. A veces, por mucho que nos cuidemos y tengamos unos hábitos que mantienen el hiperestrogenismo y la resistencia a la insulina a raya, no podemos controlar cada célula y cada enzima del cuerpo. Los cambios epigenéticos pueden originarse en cualquier momento y puede que no se reviertan a base de tener buenos hábitos.

Por mucho que te cuides siempre habrá cosas que no podrás controlar: podrás tener un pólipo endometrial o una endometriosis, a pesar de todos los autocuidados; podrás tener una gran predisposición al sobrepeso, aun comiendo sano y haciendo ejercicio... Por tanto, no veas esto de forma polarizada, no pienses que cuidarse no sirve de nada, porque todo suma. Con unos malos hábitos, siempre será peor la evolución.

Así lo afirmó Aristóteles en la antigua Grecia: «En el punto medio está la virtud». Es bueno cuidarse, pero no debes estar en lucha contigo misma ni obsesionada con la perfección, porque solo te llevará a la frustración. Y tampoco es un fracaso si tienes que tomar algún tratamiento médico para tener calidad de vida. ¡Hay que vivir!

Así pues, las enfermedades estrogenodependientes son aquellas en las que los estrógenos hacen de *gasolina* de la enfermedad. Se incluyen la endometriosis, miomas, fibroadenomas, cáncer de mama estrogenodependiente, pólipos endometriales, hiperplasia endometrial, cáncer de endometrio... Si no hay hiperestrogenismo mucho mejor, menos *gasolina*, pero esto no significa que una vez tienes un mioma o cualquier enfermedad estrogenodependiente puedas eliminarla solo comiendo sano. En algunos casos, se utilizan fármacos para contrarrestar el hiperestrogenismo, como los progestágenos en la endometriosis o en la hiperplasia de endometrio, o los inhibidores de la aromatasa en el cáncer de mama. Aun así, tratando farmacológicamente e incluso utilizando fármacos más potentes como los análogos de la GnRh, que producen una menopausia química, es decir, que el ovario no produce estrógenos, puede ocurrir que el tejido enfermo se nutra a sí mismo con la producción propia de estrógenos a través de sus aromatasas. De este modo, se da *gasolina* al tejido enfermo a través de mecanismos paracrinos, autocrinos e intracrinos.

No es posible controlarlo absolutamente todo, pero sí podemos poner condiciones para mejorar la situación con hábitos y tratamientos. Cada caso se debe tratar de forma individual, sin estar en un extremo o en el otro. He visto a mujeres que toman medicamentos para todo sin necesidad, pero también a mujeres completamente sobrepasadas con una horrible calidad de vida solo por evitar a toda costa los medicamentos. Por esto siempre es necesario volver «al punto medio», como dijo el sabio filósofo. Los fármacos no son buenos ni malos en sí mismos; hay veces que mejoran nuestra salud y calidad de vida, y otras veces que son más malos que buenos porque tratan la punta del iceberg sin ir a la raíz del problema.

Más allá de los extremos, al final hay una escala de grises. Lo más importante de todo eres tú y la decisión que vale es la que tomes tú una vez informada de los pros y los contras de cada opción. Si lo que eliges va en coherencia contigo estará bien; el principio de autonomía es un derecho inviolable.

¿Y qué decisión tomo: medicamentos o terapias más naturales? Lo primero que tienes que saber es qué tratamientos son los que pueden ajustarse a tu caso y qué es lo que quieres. Tienes que saber que a veces hay que poner un tratamiento médico o quirúrgico sí o sí, y que otras veces cabe la posibilidad de barajar varias opciones. En caso de poder elegir entre opciones médicas y otras más naturales, has de saber que generalmente los tratamientos menos medicalizados requieren trabajo personal, por lo que muchas veces requieren cambiar de hábitos. No existe un suplemento milagroso, por lo que aparte de suplementación vas a necesitar un cambio de estilo de vida. Tienes que ser consciente de cómo estás en este momento y elegir lo que pueda ir más en consonancia contigo. Tampoco pasa nada si eliges una cosa y luego cambias a otra. Quizá no es tu momento ahora para ese cambio de estilo de vida y sí lo es más adelante; quizá prefieras una solución farmacológica ahora y más adelante un enfoque más natural. Sobre todo, no te obsesiones con las decisiones que tomes; si la nutrición funciona a costa de ganarte un trastorno de la conducta alimentaria no estamos en el buen camino.

A veces vienen algunas mujeres a la consulta con unas expectativas poco realistas. Piensan que les puedo dar otras opciones menos medicalizadas y sin ningún tipo de trabajo personal, y se frustran mucho porque no les doy el suplemento natural mágico que esperan, que les solucionará todo por arte de magia. Esto normalmente no funciona así, es necesario tener los pies en la tierra y saber qué tipo de enfoque quieres (en el caso de que existan diversas opciones, evidentemente). Si no lo sabes simplemente puedes pedir todas las opciones posibles y luego dejarte unos días para pensar cómo quieres enfocar tu salud. Cualquier decisión es válida, porque es tu decisión, pero sé siempre amable contigo y no te boicotees.

5.11. Hábitos saludables para evitar el hiperestrogenismo y la inflamación

Anteriormente, hemos hablado de la estrecha relación entre los estrógenos y la inflamación. A continuación, te dejo un listado de hábitos saludables, y otro de alimentación y suplementación más específica.

- **Cuida la microbiota intestinal**. Se deben evitar los azúcares refinados y alimentos procesados, comida basura, fritos, precocinados, grasas hidrogenadas..., ya que nada de esto es beneficioso para la microbiota intestinal. Si la microbiota está alterada habrá más permeabilidad intestinal, lo que aumentaría la inflamación sistémica y la reabsorción de estrógenos. Hay que priorizar los alimentos frescos y de temporada, la comida que viene de la naturaleza y no de la fábrica, y los productos ecológicos. En cuanto a la carne y el pescado: más pescado marino y menos consumo de carnes rojas. También debes descubrir el mundo de las especias, frutos secos, infusiones y semillas, porque no solamente enriquecerán el sabor de tus platos, tu salud también se beneficiará por sus múltiples efectos antioxidantes.

- **Sol y movimiento.** Pasea o haz deporte al aire libre por el día, o bien descansa tomando el sol, para que tengas suficiente vitamina D. El tiempo necesario de exposición solar dependerá del tipo de piel que tengas y la época del año. Existen tablas de tiempos que puedes consultar. La vitamina D, como ya hemos dicho, tiene un papel primordial en la salud, junto con las hormonas sexuales, y su déficit empeora la inmunorregulación y la regulación hormonal, entre otras. Si la tienes baja puedes suplementarla, pero antes consúltalo con profesionales.

- **Evita la excesiva exposición a disruptores endocrinos.** Deshazte de las sartenes a las que se les despega el material antiadherente, evita los plásticos y usa cosméticos que estén libres de parabenos.

- **Descansa bien y haz ejercicio físico de fuerza.** Si tienes la oportunidad, anímate a practicar alguna actividad. Se recomiendan, por sus beneficios, el yoga, el *mindfulness*, la danza..., así como las terapias cuerpomente, que mejoran la inflamación sistémica. La meditación cambia el cerebro y también los genes encargados de la inmunorregulación, como ha demostrado la neurocientífica Pearl Kaliman y colaboradores en sus investigaciones.[5] Asimismo, el ejercicio de fuerza es muy interesante porque la masa muscular protege de la resistencia a la insulina, por lo que es un factor protector para enfermedades cardiometabólicas. Este ejercicio en la menopausia también previene la sarcopenia y osteoporosis. Por último, descansar adecuadamente y mantener los ciclos circadianos favorece una buena producción de melatonina, que tiene un efecto antioxidante muy potente en el organismo.

Dedica tiempo para ti, haz algo creativo que te haga disfrutar, rodéate de la gente que te guste y que merezca la pena, **y sobre todo ¡quiérete mucho!**

Dentro de los alimentos que pueden prevenir el hiperestronismo y la inflamación tenemos:

- **Crucíferas**. Dentro de este grupo están la coliflor, el brócoli y las coles de Bruselas. Poseen indol-3-carbinol (I3C) responsable de favorecer el metabolismo de los estrógenos hacia los 2-hidroxiderivados, de ahí su efecto antiestrogénico y, por tanto, protector frente a enfermedades relacionadas con el hiperestronismo como el cáncer de mama. La ingesta mínima recomendada es de 100 gramos de brócoli dos veces a la semana.[6, 7]
- **Lignanos**. Alimentos como las semillas de lino también ejercen efectos favorables sobre el metabolismo de los estrógenos: inhiben la aromatasa y reducen la circulación enterohepática de los estrógenos y sus metabolitos. El consumo de 10 gramos diarios mejora la relación 2-alfa-hidroxiestrona y 16-alfa-hidroxiestrona a favor de los 2-hidroxiderivados.[8, 9, 10]
- **Isoflavonas**. Están presentes en la soja, el trébol rojo, el té verde y negro o la uva. A pesar de la actividad estrogénica de las isoflavonas, dicha actividad es débil, 50 veces menor que el estradiol. Además, se conocen

dos tipos de receptores estrogénicos: alfa y beta. El receptor alfa se relaciona con acciones proliferativas en mama y endometrio; en cambio, el receptor beta se relaciona más frecuentemente con acciones antiproliferativas. Las isoflavonas tienen afinidad principalmente por el receptor beta, lo cual da otra posibilidad biológica al efecto protector. También benefician el metabolismo de los estrógenos, a favor de los metabolitos protectores bajando los 16-hidroxiderivados.[11] El resveratrol (contenido en uvas y bayas) tiene un efecto antiproliferativo en el endometrio.[12, 13]

- **Flavonoides.** La crisina y la naringenina son flavonoides que se comportan como inhibidores de la aromatasa. Por un lado, la crisina está presente en la miel y el propóleo, y también en la pasiflora, que se suele vender como infusión para el sueño, pero lo cierto es que también tiene una potente función antiestrogénica. La crisina es el flavonoide con mayor potencia en la inhibición de la aromatasa, pero además tiene otros efectos muy beneficiosos: antioxidantes, antiinflamatorios, antialérgicos, antidiabéticos, antibacterianos y antitumorales. Este amplio espectro de actividad antitumoral en combinación con la baja toxicidad subraya el valor que podría tener en la terapia del cáncer como se concluye en una interesante revisión de Eshvendar Reddy Kasala y colaboradores.[14] Por otro lado, la naringenina es otro flavonoide presente en los cítricos, y también es un potente inhibidor natural de la actividad de la aromatasa. Tiene propiedades antiinflamatorias, y algunos trabajos aseguran su efecto en la disminución de la neuroinflamación.[15, 16]

- **Género *Allium*.** Forman parte el ajo, la cebolla, el puerro, las cebolletas... Contienen quercetina, que ha demostrado disminuir la endometriosis en el modelo animal.[17] Además, son bien conocidos los efectos de inmunomodulación y efecto antiinflamatorio del ajo.[18, 19] De hecho, el extracto de ajo negro podría ser un profiláctico para el control del dolor en la endometriosis.[20]

- **Omega-3**. Estas grasas, que favorecen las prostaglandinas antiinflamatorias, las podemos encontrar en el aceite de lino, semillas de chía y pescado marino graso (el ácido eicosapentaenoico [EPA] es un omega-3 presente en este pescado). En un trabajo de Margaret M. Hopeman y colaboradores de 2015 se concluye que las mujeres con niveles elevados de ECA en suero eran el 82 por ciento menos propensas a tener endometriosis en comparación con las mujeres con niveles bajos. Por tanto, una proporción adecuada de omega-3 en la dieta ayuda a reducir el dolor y la inflamación en la endometriosis.[21, 22]

- **Vitamina D**. Como hemos explicado anteriormente, esta vitamina podemos sintetizarla no solo en los alimentos sino a través del sol. Si está baja no solo hay que suplementar sino también tener en cuenta otros micronutrientes como el magnesio o la vitamina K^2. En ninguna enfermedad hormonodependiente ni inmunológica debería haber un déficit de esta vitamina.[23]

- **Curcumina**. Está presente en la cúrcuma, una especia cuyos efectos están siendo ampliamente investigados. En un metaanálisis se demostró que disminuye la IL-6, una citoquina que está aumentada en enfermedades inflamatorias crónicas como la endometriosis.[24] En múltiples trabajos, se ha demostrado que es activa contra varias enfermedades crónicas —incluyendo varios tipos de cáncer— diabetes, obesidad, cardiovasculares, pulmonares, neurológicas y autoinmunes.[25] El problema de la curcumina es su baja biodisponibilidad, es decir, que una vez la ingerimos nos llegan cantidades ínfimas al torrente circulatorio. Sin embargo, para aumentar su biodisponibilidad y que nos llegue en mayor cantidad, una opción natural sería tomarla junto con la piperina, presente en la pimienta negra.[26] Por tanto, utilizar cúrcuma y pimienta negra para especiar los alimentos es una auténtica fuente de salud.

- **Otras especias.** Existen numerosos estudios publicados que han documentado los efectos antioxidantes, antiinflamatorios e inmunomoduladores de las especias. Varias de ellas son potenciales fuentes para la prevención y el tratamiento de cánceres, como la cúrcuma, el jengibre, el ajo, el azafrán, la pimienta negra, el ají y el comino negro, porque contienen varios compuestos bioactivos importantes, tales como la curcumina, la piperina y la capsaicina y la timoquinona. También cabe mencionar la timoquinona, presente en el comino negro, que tiene efecto broncodilatador, antiinflamatorio, antinociceptivo, antibacteriano, hipotensor, hipolipemiante, antidiabético y hepatoprotector.[27, 28] La canela es muy interesante por su potente efecto antiinflamatorio.[29]

- **N-acetilcisteína.** El glutatión es una proteína que se sintetiza en el cuerpo y está compuesta por tres aminoácidos. Es el principal antioxidante endógeno de las células y ubicuo, nos protege a los radicales libres, mantiene el efecto antioxidante de los antioxidantes exógenos (vitaminas C y E), juega un papel fundamental en el sistema inmunológico y en la reparación de los daños del ADN y es crucial para detoxificar el cuerpo de múltiples tipos de tóxicos. La disminución de glutatión está asociada con el envejecimiento y con la patogénesis de enfermedades degenerativas en el humano. Esto significa que tener elevados los niveles de glutatión nos protege de muchas enfermedades crónicas y degenerativas, y además nos ayuda a eliminar los tóxicos que entren en nuestro cuerpo. Una auténtica joya para la salud. Podríamos pensar que si tomamos glutatión repondríamos los depósitos, pero no es así, ya que es digerido en el tubo digestivo y no nos llegaría nada a las células. Entonces, para aumentar su síntesis, podríamos pensar en que los alimentos proteicos ricos en cisteína (como la carne o el huevo) favorecerían la formación de glutatión, pero el problema es que la cisteína en cuanto el alimento que la contiene es cocinado, se desnaturaliza, de manera que no serviría para la síntesis de glutatión. En cambio, la N-acetilcisteína (NAC) es un suplemento que, una vez lo ingerimos, se puede transformar en el organismo en cisteína y posteriormente aumentaría la síntesis de glutatión. Existe una gran cantidad de trabajos de investigación publicados en los últimos años sobre los posibles efectos beneficiosos del NAC en todo tipo de enfermedades crónicas, degenerativas, incluso en enfermedades psiquiátricas, ya que al elevar el glutatión ejerce los efectos de antiinflamatorio, antirradicales libres, reparación del ADN, detoxificación, y disminuye la neuroinflamación.[30]

Todas estas ideas de autocuidado son muy generales. Si vas a suplementarte, mejor consúltalo con profesionales del campo de la nutrición, que sabrán enseñarte mejor a equilibrar tu macro y micronutrición con la alimentación y suplementación necesaria.

6

La endometriosis

Desde que tuvo su primera regla, Ana sentía un dolor insoportable los primeros días de la menstruación. Cada mes era una tortura, que se repetía sin piedad. Le costaba ir al colegio, hacer deporte o salir con sus amigas. Su madre le decía que era normal, que todas las mujeres pasaban por eso, y su padre le compraba ibuprofenos y le ponía una bolsa de agua caliente en la barriga. Pero nada aliviaba su sufrimiento cuando tenía la regla.

Ana creció pensando que era débil, que no sabía aguantar el dolor. A los veinticinco años el dolor empeoró y se intensificó aún más: ya le dolía varios días antes de la regla, cuando tenía relaciones sexuales, hasta al defecar o durante la propia regla. En el trabajo la miraban mal porque iba al baño a cambiarse la compresa cada hora o porque pedía la baja por no poder levantarse de la cama. Sus compañeros la consideraban floja, exagerada, dramática. Sus jefes la amenazaban con despedirla si seguía faltando tanto. Tenía problemas con su pareja porque no quería tener sexo con aquel dolor. Estaba casi siempre de mal humor y se culpaba a sí misma de no poder ser una mujer vital y divertida.

Ana fue a varios médicos, pero eran consultas muy rápidas y poco útiles. En las ecografías ginecológicas le decían

que todo salía normal y le ofrecían anticonceptivos y analgésicos como solución. El anticonceptivo le sentaba fatal y
le producía problemas intestinales, por lo que le dijeron
que sufría el síndrome del colon irritable. Nada funcionaba.
También le aseguraron que era el estrés y que era psicológico. Le sugirieron que tuviera hijos, que eso la curaría, y que
dejara de quejarse tanto, que había cosas peores en la vida.

Y se resignó a vivir con el dolor. Se acostumbró a sufrir
en silencio, a fingir una sonrisa, a esconder su angustia. Se
convenció de que era normal, de que todas las mujeres pasaban por eso. Se olvidó de sus sueños, de sus ilusiones, de
sus proyectos. Se conformó con sobrevivir.

Hasta que un día, después de más de diez años de calvario, Ana encontró una ginecóloga que la escuchó. Solo con
escucharla, sin ni siquiera explorarla ni hacerle ninguna ecografía, le dijo: «Tienes todos los síntomas de una endometriosis». Le explicó en qué consistía, que era una enfermedad
crónica e incurable, pero que había tratamientos para mejorar su calidad de vida. Dado que ella estuvo muchos años sin
tratamiento y sin atender la enfermedad como lo que es, una
enfermedad sistémica, fue perdiendo calidad de vida.

En la exploración vio que el útero se movía mal, que tenía
dolor localizado en los ligamentos uterosacros (unos ligamentos que van desde la cara posterior uterina hacia el sacro) y también que tenía la musculatura del suelo pélvico
completamente contracturada. En la ecografía no salían los
típicos endometriomas (los típicos quistes de chocolate),
pero sí las múltiples adherencias: los ovarios estaban completamente juntos, pegados a la cara posterior del útero, y al
mover el útero (esta maniobra se llama *sliding sign*) se veía
que el intestino estaba pegado a él. La ginecóloga le explicó que tenía una endometriosis profunda, que es muy dolorosa y da muy mala calidad de vida, pero que pondrían no
solo un tratamiento médico, sino que también le recomendó:

- Acudir a una nutricionista especializada, ya que es importante trabajar la inflamación sistémica de bajo grado. Además, los síntomas digestivos posiblemente son por una disbiosis, lo cual genera permeabilidad intestinal y a su vez agrava la inflamación sistémica y el hiperestrogenismo (ambas cosas son *gasolina* para empeorar la endometriosis).
- Ver a una fisioterapeuta de suelo pélvico para tratar la inflamación, el síndrome adherencial, la hipertonía del suelo pélvico e incluso el dolor que había adquirido características de dolor neuropático. Cuando hay dolor crónico la musculatura de alrededor puede responder contracturándose y esto puede dar síndrome miofascial y atrapamiento de nervios, lo cual agrava el dolor.
- Encontrar tiempo para ella, para cuidarse y hacer algo creativo que realmente le hiciera ilusión o que le diera mucha calma. El estrés es otra *gasolina* para la endometriosis.
- Como tratamiento médico, le recetó uno solo con progestágenos, y ya irían valorando en función de la respuesta.

Al salir de la consulta, Ana se echó a llorar. De rabia, porque nadie la había creído antes; de alivio, porque tenía una razón para que le doliera tanto; de miedo, porque no sabía qué le esperaba en el futuro. Pero también lloró por una pizca de esperanza porque por fin alguien le había puesto nombre a su dolor y le había dicho que no estaba loca.

6.1. DEFINICIÓN DE UNA ENFERMEDAD INVISIBLE

La endometriosis es una enfermedad caracterizada por la presencia de endometrio funcionalmente activo en otro lugar en el que no le corresponde, lo que produce una reacción inflamatoria crónica en ese lugar. Aunque no es una enfermedad hormonal como tal, sí que es una enfermedad hormonodependiente, concretamente dependiente de estrógenos. Es frecuente y a veces tiene unas repercusiones muy negativas cuando retrasamos su diagnóstico.

Asimismo, el endometrio es la capa más interna del útero, que recubre la cavidad uterina. Como ya hemos comentado, durante la edad fértil, este tejido, por influjo cíclico de las hormonas que segrega el ovario, se pone grueso por acción de los estrógenos. Si no se produce embarazo se descama con la bajada de la progesterona al final del ciclo hormonal, y al terminar la regla, vuelve a quedar el endometrio fino. En el siguiente ciclo hormonal se repetirá el proceso, y así sucesivamente, se va engrosando y descamando de manera cíclica durante la edad fértil.

Este tejido endometrial que cambia cíclicamente con las hormonas, cuando está en otro lugar que no le corresponde, recibe también ese influjo hormonal. Entonces se producen modificaciones e inflamación con la consiguiente formación de nódulos, quistes, tejido cicatricial, adherencias...

La endometriosis se estima que afecta a una de cada diez mujeres en edad reproductiva. Para algunas puede pasar desapercibida sin síntomas; en cambio, para otras puede llegar a tener un impacto extremadamente negativo en su calidad de vida. Sin embargo, se considera una enfermedad invisible, a pesar de lo frecuente que es y de la calidad de vida tan mala que puede llegar a producir. Se estima que casi el 50 por ciento de las mujeres con endometriosis tardan una media de ocho años desde que comienzan sus síntomas hasta que son diagnosticadas.

Bien es cierto que se trata de una enfermedad que a veces es difícil de diagnosticar, sobre todo en aquellos casos con poca expresión ecográfica, es decir, los que apenas se ven en la ecografía básica porque no cursan con los quistes ováricos característicos (endometriomas). No obstante, sí suele ser muy fácil de sospechar cuando escuchamos todos los síntomas a que las pacientes se refieren. Suelen quejarse de reglas muy dolorosas y que no ceden con un simple analgésico, y pueden tener otros dolores que empeoran con la regla como el dolor al defecar (disquecia), al orinar (disuria), al tener relaciones sexuales (dispareunia), etcétera.

La dificultad y retraso del diagnóstico reside fundamentalmente en que en las consultas no se escucha las quejas de las mujeres. Si una mujer dice «me duele la regla» con frecuencia se le responde que «eso es normal», por lo que con demasiada facilidad se etiquetan las quejas de dolor de las mujeres como algo psicosomático y se culpa al estrés, ansiedad, depresión, etcétera. Ante este panorama de no escuchar y no profundizar en los síntomas, es difícil sospechar de la enfermedad y, así, no es posible diagnosticar, a no ser que la paciente tenga esos quistes tan característicos en los ovarios, denominados endometriomas, que son muy fáciles de ver en la ecografía.

De ahí el calvario de tantas mujeres con dolor que tardan tantos años en saber que tienen esta enfermedad tan invisibilizada socialmente. De ahí que a otras muchas se les estigmatice de *flojas* en su vida cotidiana o laboral por no poder trabajar el día que les baja la regla. De ahí la incomprensión añadida que sufren muchas de estas mujeres desde su entorno.

6.2. LA SUMA DE ENDOMETRIO ECTÓPICO + ESTÍMULO HORMONAL + DISFUNCIÓN INMUNOLÓGICA

Para que se formen los focos de endometriosis ha de haber un tejido endometrial en un lugar que no corresponde y sobre el que se produce un estímulo hormonal e inflamatorio:

- **Endometrio ectópico.** Consiste en la presencia de tejido endometrial funcionalmente activo fuera de su sitio. No basta con la teoría de la menstruación retrógrada, es decir, el paso de sangre menstrual a través de las trompas hacia la cavidad abdominal, ni con cualquier otra teoría sobre endometrio ectópico. De hecho, el 90 por ciento de las mujeres tenemos menstruación retrógrada y en la mayoría este endometrio fruto de esta menstruación se reabsorbe sin problemas a través del sistema inmunológico. Entonces, para que exista endometriosis no solo basta con tener endometrio ectópico, sino que se requiere otro factor más: una disfunción inmunológica, como analizamos además del estímulo hormonal estrogénico.
- **Influencia inmunológica y hormonal.** Hay varias teorías sobre cómo llega el endometrio a otro lugar que no le corresponde, pero el sistema inmunológico de la mujer con endometriosis no es capaz de reabsorber (o eliminar) estas células endometriales que están en un lugar que no les corresponde. Esto sucede porque tienen una disfunción inmunológica, de manera que lejos de *limpiar* ese tejido endometrial ectópico lo *fijan*, y es así como se produce una reacción inflamatoria en ese tejido ectópico.

Por otro lado, los estrógenos son las hormonas que multiplican las células endometriales, de modo que, a mayor cantidad de estrógenos, mayor proliferación de estas células (las del endometrio normal y las del endometrio ectópico). Así, la endometriosis es una enfermedad estrogenodependiente, y si hay un desequilibrio hormonal a favor de los estrógenos la enfermedad empeora mucho más. Por todo esto, los focos de endometrio ectópico en las mujeres con endometriosis se agravan por el influjo de estos dos factores: el exceso de estrógenos y la inflamación. En los mismos focos de endometriosis también puede haber producción de estrógenos por las aromatasas.

En resumidas cuentas, distinguimos tres pilares: endometrio ectópico, un influjo hormonal (sistema endocrino) y la inflamación (sistema inmunológico). Por consiguiente, hay que valorar la endometriosis como enfermedad sistémica, y no como algo localizado, ya que en esta enfermedad interviene todo ese sistema de mensajería del que hablamos al principio del libro: mensajeros del sistema inmunológico y del sistema endocrino. Más adelante ya veremos cómo también se involucra en la endometriosis el tercer sistema de mensajería: el sistema nervioso.

6.3. Evolución, formas de manifestarse y clasificación

Desgraciadamente, la historia natural de la enfermedad es totalmente imprevisible. «¡Tengo endometriosis! ¿Qué me va a pasar a partir de ahora?» No lo sabemos, aunque sí los factores que podemos mejorar. Existen muchas variantes en cuanto a manifestaciones clínicas, con diferentes impactos en la calidad de vida: mujeres con focos de endometriosis que permanecen estables; otras con endometriosis que progresan a peor o que mejoran de manera espontánea; otras asintomáticas o elevadamente sintomáticas.

Asimismo, tenemos en cuenta que se trata de una enfermedad de etiología poligénica y multifactorial, es decir, hay una serie de factores genéticos, epigenéticos y ambientales que intervienen en la génesis y evolución. Los factores ambientales sí podemos cambiarlos para que la enfermedad curse de la manera menos agresiva posible, aunque bien es cierto que lamentablemente hay casos en los que la evolución es tremendamente agresiva a pesar de aplicar el tratamiento adecuado y de mejorar todos los factores ambientales.

Este tejido endometrial ectópico que prolifera por acción de los estrógenos y que produce un efecto inflamatorio puede presentarse de diversas formas:

- **Formaciones nodulares**.
- **Quistes**, como cuando afecta a los ovarios formando los quistes característicos llamados endometriomas.
- **Infiltración de tejidos**, que es típico de la endometriosis profunda e infiltra hacia el interior del tejido al que afecta.
- **Tejido cicatricial**, formando adherencias entre los tejidos afectados que pueden producir síndrome adherencial. Cuando es muy severo se pegan literalmente unos tejidos con otros formándose lo que denominamos «pelvis congelada». Cuando se operan, en estos casos la cirugía es muy compleja porque se ve toda la anatomía distorsionada y hay que ir separando unos tejidos de otros con mucho cuidado de no desgarrarlos.

Todas estas afectaciones pueden dar diferentes complicaciones dependiendo de la distribución de los focos, porque no solo los focos con la inflamación que generan producen dolor, también pueden añadirse secundariamente contracturas musculares y producirse un síndrome miofascial. A su vez esto podría originar atrapamiento de nervios y llegar a causar dolor neuropático, que ya explicaremos más adelante.

Por otro lado, existen muchas formas de clasificar la endometriosis, pero la más sencilla de todas es la que la clasifica en endometriosis ovárica, endometriosis superficial y endometriosis profunda. Una no excluye a la otra, es decir, puedes tener, por ejemplo, endometriosis ovárica y profunda simultáneamente.

- **Endometriosis ovárica.** Se produce cuando el tejido endometrial ectópico está en el ovario. Se presenta en forma de unos quistes ováricos denominados endometriomas o «quistes de chocolate» (porque el material de dentro tiene un aspecto parecido al chocolate a la taza). Si solo hay un endometrioma aislado en el ovario y ningún otro foco de endometriosis, ésta puede cursar de forma asintomática. Además, es muy sencilla de diagnosticar, porque se ve fácilmente en la ecografía. Sus pacientes normalmente no sufren retraso en el diagnóstico; es más, hasta hace relativamente poco se hacía un sobrediagnóstico y sobretratamiento, de manera que se las operaba incluso estando asintomáticas. Tras la operación era cuando se ponían mal, ya que la cirugía produce inflamación y tejido cicatricial. Actualmente, esto ha cambiado mucho y la cirugía no está indicada con la misma alegría que se indicaba antes.
- **Endometriosis superficial.** Es aquella que se extiende en la superficie de los tejidos a los que afecta y puede generar adherencias entre unos tejidos y otros. Por ejemplo, si está en el intestino se podrían adherir unas asas intestinales con otras.
- **Endometriosis profunda.** Es aquella que no se queda en la superficie como en el caso anterior, sino que penetra en más de 5 mm de profundidad el órgano afectado. Esta forma es la más severa y dolorosa, y para más inri es muy infradiagnosticada. En una ecografía básica puede pasar desapercibida, y hay que tener experiencia para poder verla. De hecho, saber ver focos fuera del aparato reproductor requiere experiencia en este cam-

po, y con la ecografía básica no es suficiente. Cuando es muy extensa la afectación puede llegar a generar una auténtica distorsión de la anatomía de los órganos de la pelvis donde todos (útero, ovarios, vejiga, intestino) se pegan unos a otros formando la «pelvis congelada».

Como ya hemos mencionado anteriormente, esto es una clasificación de entre tantas, pero no tienen por qué darse uno u otro tipo, ya que un tipo de endometriosis no excluye los otros. En cualquier caso, de forma práctica, el objetivo del tratamiento está más enfocado a la calidad de vida que a lo que de forma objetiva vemos a través de las pruebas de imagen. Como profesional, por mucho que solo vea un endometrioma y piense que la paciente tiene endometriosis ovárica, si se está doblando del dolor seguramente hay una endometriosis profunda asociada, e independientemente de lo que veamos en las pruebas de imagen (ecografía, resonancia...), lo más importante de todo es que la paciente recupere la calidad de vida.

Además, hay que tener muy claro que no tratamos imágenes ecográficas, sino a pacientes, y que el dolor no es cuestionable. Si una persona dice que tiene dolor es porque lo tiene. Siempre hay que buscar el origen de dicho dolor y tratarlo, con independencia de lo que yo pueda ver en las pruebas complementarias. Decir a una mujer que literalmente se dobla de dolor frases como «Si no tienes nada» o «No hay nada en la ecografía», para después pasar a otra cosa, está fuera de lugar.

6.4. Síntomas

La endometriosis es una enfermedad muy poliédrica porque los síntomas pueden ser muy diferentes en cada mujer.

No obstante, los podemos resumir en dos bloques: dolor y/o esterilidad, pudiéndose dar uno, el otro, ninguno o ambos. Los síntomas de dolor son muy variables tanto cualitativa como cuantitativamente. **A nivel cualitativo**, éstos dependen de la distribución de los focos de endometriosis y la inflamación que producen. Así, si por ejemplo el foco está en la vejiga puede dar dolor al orinar (disuria), si está en el recto puede ser al defecar (disquecia), si está en el uréter puede causar cólicos nefríticos... **A nivel cuantitativo**, nos referimos a la intensidad de los síntomas: no es lo mismo tener un dolor leve que uno extremo. Esto depende fundamentalmente de la profundidad de infiltración de los focos de endometriosis en los tejidos a los que afecta, de la inflamación que producen y de las complicaciones del dolor crónico (dolor de tipo miofascial, dolor neuropático...).

La endometriosis profunda es la más dolorosa ya que puede provocar un intenso dolor con la regla (dismenorrea), con el coito (dispareunia), al defecar (disquecia), al orinar (disuria), dolor pélvico crónico... Todos estos síntomas suelen acentuarse con la regla. También es muy dolorosa la adenomiosis, que es la presencia de endometriosis en el miometrio, es decir, el endometrio está fuera de su sitio (la cavidad uterina), pero está en el mismo útero, en el miometrio. Puede ser focal (focos en el miometrio) o difusa (afectando de forma más difusa en el miometrio). Existen casos más raros de endometriosis con afectación de órganos más lejanos del abdomen, como por ejemplo la pleura o el cerebro, pero estos son muy poco frecuentes.

De igual manera, la *cantidad* de enfermedad no siempre se correlaciona con la severidad de los síntomas ni con la fertilidad. Podemos ver endometriosis que afectan a áreas muy extensas en cuanto a cantidad de quistes y/o adherencias con pocos síntomas, y viceversa, hay endometriosis con poca extensión en mujeres que presentan mucho dolor y dificultad para el embarazo. Los síntomas asociados son los que causan alteraciones en la calidad de vida de las pacientes y éstos no siempre se correlacionan con la extensión de las lesiones *per se*. Por tanto, los tratamientos médicos se centran especialmente en la parte cualitativa, es decir, en solucionar los síntomas (dolor/problemas de fertilidad), y no tanto en tratar la *cantidad* de enfermedad.

La endometriosis superficial y la profunda son más difíciles de diagnosticar que la ovárica, aunque, como ya dijimos, en manos expertas se puede sacar más partido a la ecografía y ver focos más allá de los ovarios. Por ejemplo, se puede observar si hay nódulos fuera del ovario, la movilidad del útero, si hay adherencias del intestino al útero, o entre útero y ovarios, focos en la vejiga, adherencia de vejiga a útero, etcétera. En algunos casos, podría utilizarse también la resonancia magnética, pero no vale cualquier resonancia abdominal. Para buscar endometriosis hay que hacer la resonancia de una forma específica, y no en todos los lugares se hace correctamente.

Antes se utilizaba la laparoscopia para ver dentro de la cavidad abdominal, tomar muestras de tejido para analizar y así llegar al diagnóstico definitivo de la endometriosis, pero hoy esta técnica quirúrgica ya no se recomienda con fines exclusivamente diagnósticos. Actualmente se utiliza cuando hay fines terapéuticos y no solo por saber si una paciente tiene endometriosis. De hecho, la SEGO (Sociedad Española de Ginecología y Obstetricia) recomienda que, si la sospecha de endometriosis es muy alta y no somos capaces de diagnosticarla a través de las diferentes pruebas de imagen, es mejor tratar a la paciente como si la tuviera, utilizando tratamientos como anticonceptivos orales combinados en pauta continua o gestágenos durante 6 meses. Después, se vuelve a valorar y si los síntomas mejoran con este tratamiento, entonces podríamos decir que la sospecha de la endometriosis es muy alta, y no es necesario intervenir quirúrgicamente para obtener un diagnóstico definitivo.

Aunque cada caso ha de individualizarse a la hora de tratarse y aunque la clasificación de la endometriosis puede ser compleja, desde el punto de vista práctico es fundamental diferenciar la endometriosis profunda de las demás, ya que es la que más afectación negativa da en la calidad de vida y porque su evolución infiltrando tejidos puede implicar al tracto urinario y al aparato digestivo. En suma, en caso de cirugía es conveniente que ésta se realice en centros altamente cualificados.

En muchos casos, lo mejor sería abordar esta enfermedad desde un enfoque multidisciplinar donde no solamente se trabaje desde la perspectiva ginecológica sino también desde otras disciplinas que pueden sumar aportando mejores resultados en la calidad de vida de la paciente: la fisioterapia, nutrición, psicoterapia, anestesiología, etcétera. Más adelante explicaremos los tratamientos que existen en la actualidad.

6.5. Fertilidad y endometriosis

La endometriosis no tiene por qué ir asociada a esterilidad y/o infertilidad, aunque es cierto que entre el 20 y el 50 por ciento de las mujeres con endometriosis sufren problemas de fertilidad. Que haya más estériles e infértiles entre las mujeres que padecen endometriosis que entre las que no la padecen puede explicarse por uno o varios puntos:

- **Ambiente proinflamatorio en el endometrio** que impide la nidación del huevo o zigoto.
- **Obstrucción de las trompas de Falopio** por adherencias que provoca la endometriosis, lo que impedi-

ría el paso de los espermatozoides hacia el óvulo para ser fecundado.

- **Baja reserva ovárica**. En el caso de los endometriomas o «quistes de chocolate», éstos ocupan parte del tejido ovárico disminuyendo la reserva ovárica.
- **Mala calidad ovocitaria**, lo cual también se debe al ambiente proinflamatorio que rodea a los folículos.

De haber problemas de fertilidad, el tratamiento se individualizaría según cada caso y se tendrían en cuenta todas las variables particulares de cada caso.

Cuando la endometriosis se manifiesta por dolor se recomienda la cirugía como última alternativa y se da preferencia a los tratamientos médicos. En el caso de problemas de fertilidad, hay autores que plantean un tratamiento quirúrgico previo para mejorar las posibilidades de embarazo espontáneo, pero está muy discutido dado que la cirugía baja la reserva ovárica. En cambio, otros autores recomiendan hacer directamente reproducción asistida para evitar la bajada de reserva ovárica que puede producir la cirugía.

Aparte del tratamiento específico para el problema de fertilidad que se plantee, sería recomendable añadir autocuidados que favorezcan un ambiente menos proinflamatorio ya que gran parte de la esterilidad/infertilidad se debe a la inflamación.

6.6. Tipos de dolor

Entender la endometriosis también implica entender el dolor. En esta enfermedad pueden coexistir varios tipos de dolor juntos:

- **Dolor nociceptivo**. Es aquel que se genera al lesionarnos, debido al estímulo de las terminaciones nerviosas, concretamente los llamados nociceptores. Es decir, existe un daño en el tejido que es responsable del dolor y que se genera por los propios focos de la endometriosis. Pero la inflamación no solamente se limita a los focos, sino que normalmente abarca los tejidos vecinos. De hecho, el líquido peritoneal de las mujeres con endometriosis tiene más factores proinflamatorios que las que no la tienen. La inflamación también puede afectar a los ligamentos y otras estructuras que rodean al útero y los ovarios, aunque en las pruebas de imagen éstos no se vean afectados directamente por los focos. Sobre todo, los ligamentos uterosacros, que van desde la cara posterior del útero al sacro, son más frecuentemente afectados a través de nódulos que pueden verse en la ecografía especializada o incluso a veces solo hay inflamación en estos ligamentos sin presencia de nódulos.

  El dolor nociceptivo desaparece cuando también lo hace la causa que lo provoca y responde bien al tratamiento médico (analgésicos, antiinflamatorios). En la endometriosis este tipo de dolor se produce por la compresión/infiltración directa de las lesiones en los tejidos afectados, lo cual estimula los receptores del dolor.

- **Dolor neuropático y nociplástico**. Estos tipos de dolor se deben a una inadecuada respuesta del sistema nervioso. Es un trastorno neurológico, es decir, una alteración en la función de las neuronas que vehiculan la sensación dolorosa y que es independiente de la lesión. El nociplástico es un dolor debido a una inadecuada función de los nociceptores. En cambio, en el dolor neuropático lo que ocurre es que hay una alteración en el trayecto desde los nervios que van a continuación de los nociceptores hasta el cerebro. A su vez, el dolor neuropático puede ser:

- ○ *Periférico*: el sistema nervioso periférico (los nervios) falla.
- ○ *Central*: el error en la conducción de la sensibilidad dolorosa está en la médula o en el cerebro.

El dolor nociplástico y el neuropático no suelen responder a los tratamientos médicos habituales y conducen frecuentemente a un estado de dolor crónico.

En la endometriosis este tipo de dolor se acaba produciendo por varias causas:

- **Por la cronicidad del dolor**, es decir, cuando un dolor nociceptivo perdura en el tiempo.
- **Por el daño directo en los nervios pélvicos** o atrapamiento de nervios como consecuencia del síndrome miofascial.
- **Por la neoinervación** que infiltra directamente las lesiones, es decir, por la formación de nuevas terminaciones nerviosas.

  Cuando el dolor es de tipo neuropático central, el cerebro está sensibilizado para sentir dolor aun cuando la fuente de dolor haya sido eliminada. En este punto, cabe mencionar un estudio diseñado por As-Sanie y colaboradores donde establecen claramente las diferencias en determinadas regiones del cerebro relacionadas con el dolor entre mujeres con dolor pélvico crónico y mujeres sin dolor.[1] Como resultado, la morfología de determinadas zonas del cerebro cambia en las mujeres con dolor pélvico crónico. Curiosamente, las mujeres con endometriosis sin dolor tienen un aumento de la zona gris periacueductal, zona que correlaciona la cantidad de presión requerida para producir dolor. Entonces, se sugiere que el dolor pélvico crónico podría ser resultado de un desequilibrio entre la capacidad nociceptiva (terminaciones nerviosas) y una inadecuada respuesta a nivel central (cerebro).

- **Dolor por hipertonía en la musculatura del suelo pélvico, síndrome miofascial**. Cuando hay dolor pélvico, la musculatura del suelo pélvico puede aumentar el tono muscular, lo que podría ocasionar aún más dolor, sobre todo al tener relaciones sexuales (dispareunia). Como ya hemos dicho, esta hipertonía puede generar síndrome miofascial y atrapamiento de nervios favoreciendo también el dolor de tipo neuropático.

En la endometriosis a veces se pueden dar todos estos dolores juntos: nociceptivo, inflamatorio, neuropático y síndrome miofascial, y requerir un tratamiento en unidades del dolor donde hay un manejo multidisciplinar (fisioterapeutas, anestesistas, psicoterapeutas, etcétera).

Una clasificación aún más sencilla del dolor es la que lo divide en dolor orgánico y dolor funcional. Por una parte, el dolor de tipo orgánico lo produce una lesión, es decir, va asociado a algún daño. Por la otra, el dolor funcional no tiene nada que ver con ninguna lesión y, como su nombre indica, «funcional» viene de «función», se relaciona con la alteración de la función del sistema nervioso (el dolor nociplástico y el neuropático) o la alteración de la función muscular (hipertonía, síndrome miofascial).

Sin embargo, un dolor orgánico que no se trata, a medida que pasa el tiempo, va añadiendo dolor de tipo funcional, por lo que el tratamiento se complica. Ya no será suficiente controlar los focos de endometriosis, sino que habrá que tratar todo ese dolor funcional que se ha añadido. Ésta es la razón por la que tenemos que valorar el dolor desde el principio, para evitar toda esta complejidad añadida.

6.7. Tratamientos y autocuidados

Los tratamientos médico-quirúrgicos clásicos los podemos resumir en tres bloques:

1. Cirugía
2. Tratamientos hormonales
3. Analgésicos y antiinflamatorios

El tratamiento se individualiza según cada caso (intensidad de síntomas, afectación en la calidad de vida, si hay problemas de fertilidad...) y puede ser desde un tratamiento expectante (no tratar y simplemente ver la evolución, obviamente se contempla para casos asintomáticos o poco sintomáticos) hasta la combinación de diversas terapias.

Cirugía

Se realiza como última opción y para casos en los que no hay más remedio. Es obvio que si existe una obstrucción en el tracto urinario o digestivo habrá que operar.

Siempre se intenta que sea lo más conservadora posible para preservar la función ovárica y la fertilidad, y generalmente va encaminada a extirpar los focos de endometriosis y a reducir las adherencias. En algunos casos se necesitará más de una intervención quirúrgica, y en algunos otros en los que las mujeres sufren un dolor invalidante que tiene un impacto extremo en su calidad de vida, que ya han sufrido otras cirugías por la enfermedad y que ya no desean tener hijos, podría contemplarse la posibilidad de una cirugía más radical como la extirpación de útero y/u ovarios. No obstante, la extirpación de ovarios provocaría una menopausia quirúrgica y, teniendo en cuenta lo que esto supone, solamente se valora para casos excepcionales.

En los congresos, simposios y jornadas internacionales sobre endometriosis a los que he asistido hasta ahora, todos los profesionales siempre coinciden en lo mismo: cuantas menos cirugías mejor, y de realizarlas que estén bien indicadas y en manos expertas. Como en la endometriosis profunda puede haber una afectación del tracto digestivo y urinario, a veces se requiere la intervención de otros cirujanos aparte del ginecólogo, como digestivos y urólogos. En la indicación de cirugía solo hay disparidad entre autores en lo que a la fertilidad se refiere. Cuando hay problemas de fertilidad, unos aseguran que es mejor hacer directamente fecundación *in vitro* y otros recomiendan hacer una cirugía previa al embarazo.

Asimismo, se intentan evitar las cirugías innecesarias fundamentalmente por las siguientes cuestiones: por un lado, la cirugía no es curativa, por lo que solo se pueden quitar los focos de endometriosis que haya en ese momento, pero no curar la enfermedad; y por otro lado, el simple hecho de abrir y entrar en la cavidad abdominal aumenta la inflamación en el abdomen, lo que favorece la formación de nuevas adherencias (tejidos cicatriciales entre unos órganos y otros) y esto puede agravar los síntomas. Por último, también la cirugía afecta negativamente a la reserva ovárica, lo que dificultaría aún más el embarazo a aquellas mujeres que quieren ser madres. Por eso, en una mujer con endometriosis, sin síntomas o con síntomas que responden bien a tratamiento médico, la opción quirúrgica es innecesaria y contraproducente para la evolución de la enfermedad. A veces puede causar más daños que beneficios.

Tratamientos hormonales

Son tratamientos médicos que van enfocados a evitar o contrarrestar la producción de estrógenos, ya que éstos estimulan la multiplicación de células endometriales: desde anticonceptivos hormonales combinados en pauta continua, progestágenos solos (en formato oral, formato implante o DIU hormonal), hasta agonistas y antagonistas de la GnRH e inhibidores de la aromatasa.

Hay quien se pregunta por qué se indican los anticonceptivos combinados si los estrógenos no son buenos para la endometriosis. Es cierto que los anticonceptivos combinados tienen estrógenos, pero no es lo mismo exponer al endometrio una buena producción de estrógenos (como lo que ocurre en la primera fase del ciclo) que tener un estímulo constante por los estrógenos y progestágenos sintéticos de los anticonceptivos. Dar juntos lo que estimula el endometrio y lo que impide su proliferación hace que los focos de endometriosis estén menos estimulados. Con el embarazo pasa lo mismo: aunque tengamos los estrógenos altos también tenemos alta la progesterona simultáneamente, lo que mantiene los focos sin ese estímulo de estrógenos sin contrarrestar por progesterona y, por eso, el embarazo tiene un efecto positivo en la endometriosis.

Analgésicos

Los fármacos disponibles actualmente para tratar el dolor son:

- **Antiinflamatorios no esteroideos (AINES) y paracetamol**: se utilizan para dolores puntuales de corta duración. No pueden utilizarse a diario ni para largos períodos de tiempo.

- **Antihiperalgésicos**: actúan en el sistema nervioso para el dolor neuropático. Estos fármacos son: antidepresivos tricíclicos (amitriptilina), inhibidores de la recaptación de serotonina (duloxetina, venlafaxina), anticomiciales (gabapentina, pregabalina).
- **Opioides débiles**: como el tramadol o la codeína.
- **Opioides mayores**: su uso es muy controvertido por sus efectos secundarios, pero se contempla para casos más severos.

En los Países Bajos está muy extendido el uso de los derivados del cannabis con fines medicinales. Éstos actúan en los receptores del sistema endocannabinoide aliviando el dolor y otros síntomas refractarios al tratamiento convencional. El sistema endocannabinoide es un sistema de señalización en el organismo que implica al sistema inmune y al sistema nervioso. Regula, entre otras, diversas funciones como el apetito, la inflamación, el estado de ánimo, el sueño y el dolor.

Otras terapias

Además de los tratamientos médicos clásicos, existen otras terapias específicas para tratar el dolor, que están dentro del campo de la fisioterapia, la ginecología regenerativa y la anestesiología, dependiendo del tipo de dolor. Es siempre muy interesante el abordaje multidisciplinar de la endometriosis, la nutrición, la fisioterapia, el entrenamiento (acuérdate del ejercicio físico y las mioquinas), las terapias cuerpo-mente (yoga, meditación…) y, para casos complejos, las unidades del dolor especializadas en endometriosis. No obstante, una paciente de endometriosis no significa que tenga que ir a todos estos especialistas, hay que abordar la enfermedad de manera individualizada, viendo lo que exactamente necesita cada una.

En cuanto a la fertilidad, no tiene que verse afectada, pero hay que considerar que podría ocurrir. Por esto, en el caso de querer ser madre, recomiendo solicitar asesoramiento, y más especialmente cuando se quiere demorar la maternidad en el tiempo, para poder barajar todas las posibles opciones, incluida la posibilidad de hacer criopreservación.

La alimentación, el ejercicio físico y el estilo de vida saludable también pueden ser de gran ayuda como explicamos a continuación.

Autocuidados

Dentro de los autocuidados, tenemos los hábitos, que ya explicamos anteriormente y que puedes recordar en el apartado 5.11. «Hábitos saludables para evitar el hiperestrogenismo y la inflamación». Todos esos hábitos enfocados a evitar tanto el exceso de estrógenos como la inflamación sirven también para la endometriosis, ya que son la *gasolina* de la enfermedad.

Aparte de todos estos autocuidados ya mencionados, cabe añadir algunas consideraciones más.

Las terapias cuerpo-mente para bajar el estrés también forman una parte importante de los autocuidados. Estamos ante una enfermedad inflamatoria, en la que hay una disfunción inmunológica, lo que explicaría la alta concordancia con otras enfermedades autoinmunes como el lupus, tiroideas, artritis reumatoide... Por tanto, si el estrés mantenido altera el sistema inmunológico, es obvio que también podría empeorar la endometriosis, como así concluyen diversos trabajos al respecto. Además, el cortisol favorece el balance a favor de estrógenos, ya que aumenta la insulina y ésta activa las aromatasas. En mi práctica clínica observo con bastante frecuencia mujeres con endometriosis que cuando tienen una racha especialmente más dolorosa de lo habitual también están teniendo una etapa de más estrés.

En mi opinión, lo peor para cualquier paciente es el estrés que genera la incertidumbre, el no saber, lo que podría afectar negativamente en la enfermedad. Además, a veces los profesionales utilizamos un lenguaje demasiado técnico que causa en los pacientes todavía más confusión y angustia. No conocer qué tienes, no entender lo que te explican, verte envuelta en tratamientos... produce muchísimo miedo, estrés y ansiedad. Para evitar sufrir más de lo debido, el primer paso es saber cuál es el mal al que te enfrentas y qué puedes hacer por tu parte para mejorar. El simple hecho de tomar las riendas de tu salud es algo muy sanador.

Siguiendo en la misma línea de estrés, inflamación y endometriosis, en un trabajo de Quiñones y colaboradores publicado en 2015 se trató la interrelación entre las respuestas emocionales, la desregulación del eje HHA y la alta comorbilidad entre endometriosis y otras condiciones inflamatorias.[2] Asimismo, en un estudio de Luisi S. y colaboradores, también de 2015, se comprobó cómo el estrés genera un desequilibrio neuroendocrino que contribuye a la progresión de la endometriosis y de otras enfermedades inflamatorias (enfermedad intestinal inflamatoria, fibromialgia, fatiga crónica) y autoinmunes (enfermedades tiroideas, lupus).[3]

Tres años después, en 2018, Cuevas M. y colaboradores demostraron en modelo animal la relación entre el estrés y el empeoramiento, así como la progresión de los implantes de endometriosis.[4] Por su parte, Torres-Reverón A. y colaboradores en 2018 concluyeron, también en modelo animal, que el uso de terapias complementarias multimodales que reducen el estrés en la endometriosis podría ser una alternativa de tratamiento eficaz y segura porque mejora la evolución de la enfermedad.[5]

Con todo esto, resuena en mi cabeza una frase que me dijo una vez una paciente con una endometriosis que se había estabilizado: «Para mí, la endometriosis ha sido un camino de aprendizaje, y lo más importante que aprendí fue a dejar de tener miedo». Es muy fácil decirle a una persona «no tengas miedo, evita el estrés», pero es muy difícil eliminarlos cuando estás instalada en ellos. Una emoción siempre surge por algo, no aparece de la nada; por tanto, no podemos reprimirla por muy negativa que sea, porque saldrá por otro sitio, pero sí podemos cambiar nuestros pensamientos para así superarla.

Sin embargo, no todo el mundo reacciona igual ante lo mismo; habrá quien necesite más tiempo que otro para resituarse cuando se le diagnostica alguna patología. El primer paso para comenzar el camino hacia el disfrute de una vida lo más plena posible es conocerse a uno mismo, como ya decía el filósofo griego Sócrates. En primer lugar, debes saber qué padeces: en qué consiste la endometriosis, qué tratamientos existen, cómo funcionan, hacia qué dianas terapéuticas se dirigen, cómo puede progresar la enfermedad y, muy importante, qué medidas puedes tomar en tu vida cotidiana para mejorar la evolución de la endometriosis y para que no te genere más sufrimiento del necesario. Lo primero para combatir a cualquier *enemigo* es conocerlo.

Otra medida con un impacto muy positivo en la salud integral es aprender a vivir en el presente, que es lo único que existe, porque el pasado ya pasó y el futuro no ha llegado todavía. Para las personas que no son capaces de vivir en el presente, existen técnicas de meditación como el *mindfulness* o el yoga, que entrenan a la mente en el aquí y ahora, y hacen que el miedo desaparezca.[6, 7, 8] Además, estas personas son más compasivas y altruistas, de hecho, ya hemos explicado anteriormente cómo la neurobioquímica del amor (oxitocina, betaendorfinas, opioides endógenos...) disminuye las citoquinas proinflamatorias.

En resumen, una vez conoces qué tienes, qué tratamiento vas a hacer y qué puedes cambiar en tu vida para mejorar, toca tener la voluntad necesaria para tomar las riendas sobre tu cuerpo y comenzar tus autocuidados: medidas enfocadas para disminuir el estrés y evitar los tóxicos ambientales, una dieta que contribuya a equilibrar los estrógenos y a disminuir la inflamación, el cuidado del cuerpo y la mente, etcétera.[9] Eso sí, cuidarse no es obsesionarse con los cuidados.

7

Síndrome de ovarios poliquísticos

Marta tomaba anticonceptivos desde los quince años porque le diagnosticaron el síndrome de ovarios poliquísticos. Ella creía que los anticonceptivos eran necesarios para evitar que le salieran quistes en los ovarios. En realidad, nunca quiso tomar esos anticonceptivos, pero pensaba que eran necesarios para su salud. Vivió así durante muchos años y en ese tiempo aumentó de peso, a pesar de que no comía mucho.

Un día conoció a una chica que también tenía el síndrome de ovarios poliquísticos, pero que había decidido dejar los anticonceptivos y buscar otras opciones de tratamiento. Se sorprendió al escuchar que ella había mejorado su resistencia a la insulina con una dieta baja en azúcares y con ejercicio regular, y que eso había hecho que sus ciclos se regularan y sus quistes se redujeran.

Marta sintió curiosidad y quiso saber más sobre el tema, así que empezó a investigar y se dio cuenta de que los anticonceptivos quizá no fueran la solución para su caso, sino solo una forma de enmascarar los síntomas del desorden hormonal. Se sintió frustrada, ya que nunca le habían explicado esto.

A continuación, visitó una consulta ginecológica para que le hicieran un estudio más completo y resultó que además tenía un hipotiroidismo subclínico. La ginecóloga le recomendó acudir a una nutricionista especializada en salud hormonal y comenzaron a trabajar la resistencia a la insulina, también la permeabilidad intestinal para bajar la inflamación y autoinmunidad, ya que había dado positivo en los anticuerpos antitiroideos, y finalmente repusieron micronutrientes (vitaminas y minerales) necesarios para el buen funcionamiento del metabolismo.

A Marta le sorprendió que comía mucho más que antes y, sin embargo, perdía peso. La nutricionista le explicó que su metabolismo funcionaba más lento porque tenía, además de resistencia a la insulina e hipotiroidismo subclínico, una importante carencia de muchos micronutrientes. Por esto, aunque antes estaba continuamente a dieta y recortaba calorías, no había manera de perder peso. Muchas personas creen que el sobrepeso y la obesidad solo se solucionan eliminando calorías, cuando muchas veces lo que ocurre es que hay carencias importantes de micronutrientes.

Dejar los anticonceptivos e iniciar estos cambios al principio fue difícil, pero poco a poco Marta fue notando los cambios positivos en su cuerpo, y sobre todo en su ánimo, porque se sentía más alegre y vital. No consiguió tener una regla cada 28 días, pero sí ciclos de entre 30 y 40 días. Trató con láser un hirsutismo leve y prefirió seguir sin tomar anticonceptivos.

Ésta es una historia bastante frecuente. Como hemos dicho desde el principio del libro, los anticonceptivos no son buenos o malos, hay que conocerlos. Además, debes tener claro que la última decisión siempre va a ser tuya, y ésta debe ser libre e informada, y siempre que los anticonceptivos den calidad de vida. Como en este caso, nadie debería tomarlos por miedo a algo que no existe o por pensar que son necesarios.

7.1. Síndrome de ovarios poliquísticos no es tener quistes en el ovario

El síndrome de ovarios poliquísticos (SOP) por definición es un desorden hormonal provocado por una alteración de la función ovárica. No se trata de algo estructural sino funcional: el ovario funciona de forma diferente.

Algunas mujeres con SOP, debido a la palabra «poliquísticos», lo primero que piensan es que se trata de un problema estructural del ovario, es decir, que tienen múltiples quistes, y no es exactamente así. En realidad, es un problema funcional a nivel hormonal y metabólico.

El diagnóstico del SOP sigue siendo controvertido, porque no existe una prueba diagnóstica que lo asegure. Por eso algunas mujeres reciben este diagnóstico por parte de un profesional, pero luego puede ser que otro les diga lo contrario.

Actualmente, siguen utilizándose los llamados criterios de Rotterdam, de manera que se diagnostica SOP si se cumplen obligatoriamente al menos dos de los tres criterios que exponemos a continuación:

1. Ovarios poliquísticos en la ecografía
2. Hiperandrogenismo clínico y/o analítico
3. Ciclos anovulatorios

¿En qué consiste cada uno de estos tres criterios? Los explicaremos uno a uno:

1. Ovarios poliquísticos

Antes de nada, vamos a recordar el funcionamiento de unos ovarios normales: al llegar a la edad fértil en ellos tenemos unos 500.000 folículos primordiales y, dentro de cada uno, un óvulo inmaduro.

Durante toda esta etapa fértil, al inicio de cada ciclo hormonal se seleccionan un grupo de folículos que comenzarán a crecer. A medida que van pasando los días, uno de estos folículos, o a veces más de uno, empieza a destacar en tamaño por encima del resto. A éste se le denomina folículo dominante. Cuando se llega a la mitad del ciclo, el folículo dominante ya tiene un tamaño de aproximadamente 2 centímetros, y se rompe para que salga el óvulo que ya ha madurado en su interior, produciéndose lo que llamamos ovulación.

Por eso, en los ovarios normales, al hacer la ecografía solemos ver varios folículos de distintos tamaños, porque están en distintos estadios madurativos. Al principio del ciclo son todos pequeños e iguales y a medida que nos acercamos a la ovulación son de varios tamaños, y uno de ellos, el folículo dominante, destaca por encima del resto.

El concepto de ovarios poliquísticos se refiere a una imagen ecográfica de los ovarios en la que se observa una distribución característica de los folículos: la presencia de 12 o más folículos de entre 2 y 9 milímetros de diámetro y/o un volumen ovárico mayor de 10 ml. Traduciéndolo en palabras más sencillas: los ovarios son algo más grandes y tienen muchos más folículos de lo habitual, que son muy pequeñitos. De forma aislada, este tipo de ovarios, en ausencia de síntomas, se considera una variante de la normalidad.

Antiguamente, algunos ginecólogos y ginecólogas los llamaban «ovarios perezosos», y quizá esta expresión es más gráfica para entender lo que realmente sucede, un problema en la funcionalidad de los ovarios, ya que la palabra «perezoso» implica algo de carácter funcional. No obstante, cabe considerar que se puede tener SOP sin la imagen característica de ovarios poliquísticos, y viceversa. Como ya hemos comentado, para el diagnóstico, es necesario reunir al menos dos de los criterios de Rotterdam, y los ovarios poliquísticos es solamente uno de ellos. Si no hay otro criterio más, esos ovarios se considerarían una variante de la normalidad, y no habría diagnóstico de SOP.

2. Hiperandrogenismo clínico y/o analítico

El hiperandrogenismo es un término acuñado para describir la aparición de hirsutismo, que es la presencia de vello en lugares inusuales en la mujer como por ejemplo el mentón, acné y alopecia, debido a un aumento de andrógenos. También puede dar lugar a una mayor predisposición a acumular grasa en la cintura que en las caderas. Hay distintos grados de hiperandrogenismo, existen algunos severos y otros más leves, pudiendo darse solo algunos de los síntomas característicos en diferentes grados de intensidad.

Ahora bien, ¿qué diferencia hay entre hiperandrogenismo clínico e hiperandrogenismo analítico? Cuando los síntomas son visibles, como el hirsutismo, acné, obesidad central o alopecia, lo llamamos hiperandrogenismo clínico. En cambio, cuando no hay síntomas visibles, es decir, no hay hirsutismo, ni obesidad, ni acné, pero en la analítica sí que se observan ciertas alteraciones hormonales características del SOP, sería hiperandrogenismo analítico, porque como su nombre indica se ve en la analítica.

3. Ciclos anovulatorios

«Ciclos anovulatorios» significa que la mujer no ovula cada mes, lo que se traduce en retrasos menstruales, aunque no siempre, y en dificultad para conseguir gestación, ya que si no hay ovulación no puede haber embarazo. Del mismo modo, existen grados diferentes, desde pacientes que ovulan algunos meses hasta las que rara vez consiguen ovular.

A veces puede ser necesario utilizar tratamiento para estimular la ovulación y así lograr el embarazo, pero no siempre. Por eso, si no se desea el embarazo, deben ponerse los medios para evitarlo, ya que la ausencia de una ovulación regular cada mes no significa que haya desaparecido la ovulación para siempre. En cuanto ésta suceda ya existe la posibilidad de embarazo.

7.2. Algunos matices en el diagnóstico

El diagnóstico de SOP puede ser muy simple a veces, y no hace falta ni siquiera la ecografía para determinarlo. Por ejemplo, si una mujer tiene síntomas virilizantes, como hirsutismo, y sufre retrasos menstruales, lo que significa que no ovula regularmente. En este caso, ya se cumplen dos criterios de Rotterdam, tenga o no tenga ovarios poliquísticos en la ecografía.

En cuanto al segundo criterio de Rotterdam que hemos mencionado, el **hiperandrogenismo**, hay que decir que debemos tener cuidado de no pasarnos con etiquetarlo, porque los síntomas virilizantes deben estar muy claros.

- Cuando decimos hirsutismo no nos referimos al vello en brazos y piernas, sino con una distribución que no es típica en la mujer, como en la zona de la barbilla, patillas, la parte baja de la espalda...
- El acné puede considerarse un síntoma virilizante, pero no siempre, ya que puede ser un problema multifactorial. Por ejemplo, si una adolescente tiene retra-

sos menstruales y acné sin ningún otro síntoma más, tampoco podemos decir que esté reuniendo dos criterios de SOP (hiperandrogenismo y retrasos menstruales), porque el acné podría ser por otras causas, y la menstruación irregular en los primeros años tras la primera regla puede deberse simplemente a la inmadurez del eje hipotálamo-hipófiso-ovárico. Como ya sabes, en los extremos de la edad fértil (adolescencia y perimenopausia) es muy habitual que existan ciclos anovulatorios.

En los casos en los que el diagnóstico no está muy claro, si queremos saber si se trata de un SOP o no debemos recurrir a una ecografía y a una analítica hormonal. En cualquier caso, si hablamos de estos síntomas tan leves (acné y retrasos menstruales) tampoco pasa nada si se hace el posible diagnóstico más adelante, porque el acné puede tratarse dermatológicamente. A veces me llegan a consulta niñas de trece, catorce o quince años con acné y retrasos menstruales que son derivadas a la consulta de ginecología por su dermatólogo para descartar SOP, pero no hay ninguna necesidad a estas edades de hacer una ecografía ginecológica. No va a cambiar nada hacer una ecografía para el tratamiento del acné, además de que la estructura del ovario poliquístico no siempre se ve bien en la ecografía abdominal, por lo que se debería practicar una ecografía transvaginal o transrectal y es completamente innecesario hacerla a una niña. En estos casos, el acné puede tratarse con el dermatólogo y hacer la ecografía más adelante cuando sea más mayor. Dejemos a las niñas tranquilas con sus reglas irregulares, que ya habrá tiempo de valorarlas más adelante. Como excepción, la única irregularidad menstrual que sí puede ser necesario tratar a estas edades es aquella en la que hay una excesiva pérdida de sangre.

También puede ocurrir que en la ecografía salgan los típicos ovarios poliquísticos, con esa distribución folicular característica, en una mujer que tiene síntomas virilizantes muy leves (algún granito, cuatro pelos en la barbilla...) o reglas algo irregulares. En este caso más que un SOP lo podríamos considerar una variante de la normalidad, aunque sería bueno tener en cuenta que si aumenta la resistencia a la insulina podrían agravarse los síntomas del SOP.

7.3. La gasolina del SOP: la hiperinsulinemia

Hasta hace nada, cuando hablábamos del SOP se solía tener en cuenta el problema hormonal, pero no tanto el metabólico, cuando es precisamente este el que empeora el desorden hormonal, y no al revés. Por ello, si con los anticonceptivos desaparecen los síntomas de desorden hormonal, la resistencia a la insulina no mejora, incluso podría aumentar.

La insulina es una hormona fabricada por el páncreas que se encarga de regular los niveles de glucosa en sangre, introduciéndola en las células. Ya hemos hablado antes de que la insulina, además de ésta, tiene otras funciones: estimula la producción de andrógenos en los ovarios y glándulas suprarrenales, aumenta la actividad de las aromatasas, incrementa los triglicéridos, disminuye la HDL (el colesterol *bueno*), eleva la tensión arterial y la lipogénesis *in situ* en las arterias y reduce el óxido nítrico. De ahí que la hiperinsulinemia aumente a largo plazo el riesgo de enfermedades cardiometabólicas. A esto añadimos que el ovario de una mujer con SOP es mucho más sensible a la acción de la insulina. Por eso, cuanta más producción de insulina, más desorden hormonal.

Cuando los receptores celulares para la insulina, especialmente en las células de los músculos y del tejido adiposo, no responden de forma adecuada a esta hormona (resistencia a la insulina), en cuanto aumenta la glucosa en sangre, la insulina se dispara (hiperinsulinemia) para vencer dicha resistencia. Si esto no se corrige, a largo plazo podría llegar un momento en el que páncreas no produzca suficiente insulina para mantener los niveles adecuados de glucosa en sangre, llegando a desarrollar diabetes mellitus tipo 2. Recordemos que la diabetes tipo 1 es diferente, ya que se trata de una enfermedad autoinmune donde se destruyen las células del páncreas, responsables de fabricar insulina.

Debido a esas otras funciones de la insulina que hemos descrito, la hiperinsulinemia aumenta la predisposición al síndrome metabólico: obesidad, diabetes, hipertensión arterial, etcétera.

Por todo ello, cuando una mujer con SOP sufre una excesiva producción de insulina, además de la predisposición al síndrome metabólico, se alterará muchísimo la producción hormonal del ovario, por lo que aumentará aún más su desorden y empeorarán los síntomas derivados del hiperandrogenismo (reglas irregulares, acné, hirsutismo, anovulación...).

En definitiva, todos los malos hábitos producen inflamación sistémica de bajo grado, resistencia a la insulina e hiperinsulinemia.

7.4. El problema metabólico empeora el problema hormonal

La resistencia periférica a la insulina no solo incrementa con los malos hábitos, también de forma fisiológica aumenta con la edad, por lo que de alguna manera es algo que nos afectará a largo plazo a todas las personas, con o sin SOP. A algunas, las que tienen peores hábitos, les afectará antes y con más intensidad y a otras, las que se cuidan, les afectará con menos intensidad y más tarde. Digamos que la resistencia a la insulina es algo connatural al envejecimiento, pero lógicamente si no tenemos buenos hábitos sufriremos antes todas esas consecuencias.

Con los anticonceptivos, sustituimos la función de los ovarios, que dejan de producir hormonas y, en consecuencia, dejan de funcionar, por lo que desaparecen los síntomas del desorden hormonal (hirsutismo, acné, alopecia...). Sin embargo, si hay resistencia a la insulina, esta no desaparecerá. En cambio, si conseguimos evitar los picos de insulina y bajamos su resistencia, aparte de los beneficios de mejorar este problema metabólico que podría dar más riesgo para enfermedades cardiometabólicas, mejorarán los síntomas derivados del problema hormonal.

Con todo, es cierto que en algunas mujeres, a pesar de no tener picos de insulina, sus ovarios siguen empeñados en mantener el desorden hormonal, y no hay manera de normalizar la función ovárica. Obviamente, aunque los ovarios estén empeñados en mantener el desorden, si encima hay hiperinsulinemia todos los síntomas van a empeorar más. También es verdad que a veces no estamos ante un SOP típico en el que en cuanto se normaliza la insulina se recupera la función, sino que se solapa con otros problemas añadidos que empeorarán el desorden hormonal. Éstos son:

- **Problemas de tiroides**. Hay una alta prevalencia de hipotiroidismo en las mujeres con SOP. En este síndrome, se produce un aumento de la LH, que tiene efectos tirotrópicos en la tiroides. Además, hay una alta prevalencia de tiroiditis de Hashimoto, que es un hipotiroidismo producido por autoinmunidad, la cual podría deberse al desbalance entre estrógenos y progesterona, a los bajos niveles de progesterona y a los altos de estrógenos. También la inflamación sistémica de bajo grado y el déficit de vitamina D se han relacionado tanto con el SOP como con el hipotiroidismo.

- **Puede haber una contribución de las glándulas suprarrenales en algunos tipos de SOP.** En este caso, se debe a una excesiva respuesta del eje hipotálamo-hipófiso-adrenal dando lugar a un aumento de cortisol y andrógenos. Hay que hacer diagnóstico diferencial con el déficit parcial de 21-hidroxilasa (acuérdate de lo que hablamos en el apartado 2.2. «Hiperandrogenismos»).

- **Hay veces en las que una mujer con SOP entra en amenorrea** (ausencia de regla), pero no por el SOP, sino porque se solapa con una amenorrea hipotalámica, es decir, la amenorrea que se produce cuando hay un déficit energético: falta de nutrientes, excesivo ejercicio físico, excesivo estrés...

Por todas estas razones, para un buen funcionamiento del ovario no solo hay que evitar la resistencia a la insulina, sino que a veces también hay que tratar el problema de hipotiroidismo (el mal llamado hipotiroidismo subclínico), el de permeabilidad intestinal (ya que la inflamación sistémica de bajo grado empeora tanto el funcionamiento del ovario como el de la tiroides) o el de déficits de micronutrientes necesarios para el adecuado funcionamiento del eje hipotálamo-hipófiso-ovárico, sin olvidarnos de la vitamina D. Es necesario hacer un adecuado diagnóstico diferencial por lo frecuentemente que se solapa el SOP con otras cuestiones, tal y como hemos mencionado.

Tradicionalmente, se ha asociado el síndrome de ovarios poliquísticos con un aumento del riesgo de cáncer de endometrio por dos factores:

- **La resistencia a la insulina.** Como tiene un efecto proliferativo en el endometrio, aumenta la producción local de estrógenos, a través de la aromatización, donde los andrógenos se transforman en estrógenos y, por consiguiente, predispone a la hiperplasia endometrial, a los pólipos endometriales y al cáncer de endometrio. Epidemiológicamente, este cáncer es más frecuente en mujeres con la tríada hipertensión, diabetes y obesidad. Entonces, en realidad es la hiperinsulinemia la culpable de que a largo plazo favorezca tanto la presencia de esta tríada como de cáncer de endometrio.
- **La anovulación.** Implica que no se produzca progesterona para contrarrestar a los estrógenos (hiperestronismo relativo). Por tanto, si no hay suficiente progesterona, el estímulo estrogénico podría suponer una excesiva proliferación de endometrio.

Para prevenir la hiperplasia y los pólipos de endometrio, en caso de no utilizar anticonceptivos, una alternativa sería tomar algún progestágeno durante diez días. Así, cada vez que haya un retraso menstrual de tres meses, se toma diez días, y al dejar el progestágeno, se descamaría el endometrio. Éste es uno de los tratamientos recomendados para mujeres con SOP que no deseen tomar anticonceptivos hormonales para protegerse de la hiperplasia.

7.5. Tratamiento y autocuidados

Una vez tenemos el SOP diagnosticado, como hay tanta heterogeneidad en síntomas de una mujer a otra, lo importante es saber qué es necesario tratar dependiendo de los síntomas que presente la paciente.

Los síntomas virilizantes

Hay mujeres tan acomplejadas por síntomas como el hirsutismo o el acné que quieren soluciones rápidas y optan por un tratamiento hormonal que les dé inmediatez. A otras, ante el mismo problema, quizá no les importe tanto el tiempo y prefieren enfoques diferentes a los anticonceptivos, aunque ello implique que el problema desaparezca más lentamente, por ejemplo, tratamientos dermatológicos para el acné o láser para el hirsutismo, junto con una mejora de hábitos. También hay mujeres a las que directamente les da igual tener hirsutismo cuando otras lo pasan fatal. Todas las posturas son válidas, cada persona prioriza unas cosas u otras y nadie es quién para juzgar. Aquí lo importante es que cada una tenga claro lo que desea y sepa qué aspectos de la salud son importantes para elegir el tratamiento adecuado.

Asimismo, los anticonceptivos, al dejar a los ovarios en reposo, hacen desaparecer los síntomas del desorden hormonal. De ahí que estas hormonas sintéticas, en especial aquellas que tienen un perfil más antiandrogénico, sean tan eficaces en la desaparición de síntomas del SOP.

Pero es necesario recordar dos cosas: el anticonceptivo no ayuda a que el ovario funcione, sino que sustituye su función; y lo más importante es que no solo no evita la resistencia a la insulina, sino que la puede empeorar a largo plazo. Por eso, en caso de optar por ellos, con más razón deberían acompañarse de buenos hábitos. Los anticonceptivos son muy buena opción si lo que se busca es inmediatez y, obviamente, siempre que sea lo que la paciente quiera y que no tenga contraindicaciones para tomarlos.

El acné suele evolucionar de forma muy positiva en algunos casos, simplemente manteniendo unos hábitos saludables donde se eviten picos de insulina, otras veces precisan tratamientos dermatológicos específicos. En cambio, el hirsutismo y la alopecia son más difíciles de revertir solo con buenos hábitos, por lo que, en estos casos, se puede utilizar el láser para el hirsutismo y tratamientos específicos dermatológicos para la alopecia (suplementos, minoxidil, plasma rico en plaquetas...). También se puede hacer algo intermedio: seguir un tratamiento anticonceptivo un tiempo (con o sin antiandrógenos, dependiendo del caso) y paralelamente añadir hábitos que mantengan a raya a la insulina y una nutrición especializada para el SOP. Una vez los síntomas hayan revertido y dejemos el tratamiento hormonal, deberíamos mantener los buenos hábitos y la alimentación específica para que se perpetúe el efecto conseguido.

Cuando se utilizan anticonceptivos para el SOP, siempre se seleccionan aquellos cuyo progestágeno tenga un buen perfil antiandrogénico. Esto suele ser suficiente para revertir los síntomas virilizantes, pero, en ocasiones, se utilizan los antiandrógenos, que son fármacos que, como su nombre indica, bloquean la acción de los andrógenos. De igual modo, tenemos los antagonistas de los receptores de los andrógenos como la espironolactona o la flutamida que actúan bloqueando los receptores androgénicos, y también un fármaco llamado finasteride, que no actúa en los receptores de los andrógenos, sino bloqueando a la enzima 5-alfa reductasa e impidiendo el paso de la testosterona a dihidrotestosterona. Como ya dijimos al principio del libro, la dihidrotestosterona tiene un efecto androgénico muchísimo más potente que la testosterona. También hablamos de cómo actuaba la espironolactona con su efecto mixto: por un lado, se comporta como antagonista sobre los receptores de los mineralocorticoides (efecto antimineralocorticoide, actuando como diurético disminuyendo la tensión arterial), y por el otro, como antagonista de los andrógenos (efecto antiandrógeno).

La regla irregular

Si la paciente tiene ciclos irregulares y no quiere tratamiento médico, no pasaría nada, salvo en dos circunstancias:

- Si hay ausencia de regla de más de tres meses y quiere tratarse con lo mínimo, puede optar por progestágenos cada vez que esté tres meses sin regla, ya que esto permitiría descamar el endometrio al menos cada tres meses y se prevendría la hiperplasia de endometrio. Otra opción sería suministrar progestágenos en la segunda fase del ciclo de manera habitual cada mes.
- Si hay sangrado excesivo y no quiere anticonceptivos, se podría suministrar progestágenos en la segunda fase del ciclo para sangrar menos y de forma regular.

Si médicamente el tratamiento no es necesario, pero la paciente quiere tener controlado el sangrado simplemente porque esto le supone una mejora en su calidad de vida, puede tratarse también.

La resistencia a la insulina

Para trabajar la resistencia a la insulina se pueden añadir sensibilizadores de receptor de insulina, existen suplementos para esto. También hay fármacos para bajar la resistencia a la insulina como la metformina, que es un antidiabético oral ideal sobre todo para mujeres con obesidad y SOP. Además de sensibilizar los receptores, ayuda a adelgazar; también se emplea en mujeres con SOP que desean quedarse embarazadas, precisamente para promover la función ovárica y así que se restablezca la ovulación.

Es muy importante tener en cuenta que no vale cualquier dieta. Aunque, en el caso de mujeres obesas, la propia pérdida de peso las va a ayudar a bajar resistencia a la insulina, lo ideal sería que en todos los casos de SOP, independientemente del peso, se adquirieran unos hábitos de vida saludables que estén a favor de estos aspectos:

- Evitar los picos de insulina.
- Prevenir la inflamación sistémica de bajo grado.
- Llevar una alimentación sin déficits de micronutrientes.

Las mujeres obesas con SOP, si simplemente vuelven al peso ideal, mejoran muchísimo sus síntomas hormonales. En cambio, en las mujeres delgadas los síntomas son más difíciles de revertir con la dieta, y en muchas de ellas la inflamación sistémica de bajo grado y los picos de insulina vienen más del estrés u otros malos hábitos. Tampoco hay que olvidar que algunas veces el hecho de estar excesivamente delgada o tener carencias de nutrientes puede suponer estrés físico para el cuerpo.

Tratar otras condiciones que pueden solaparse con el SOP

Es frecuente la asociación del SOP con el hipotiroidismo, que también habría que tratarse en caso de tenerlo. Hay veces que se solapa el SOP con una amenorrea hipotalámica, otras veces con un hiperandrogenismo de origen suprarrenal o con un hipotiroidismo.

En resumen, el tratamiento finalmente se individualiza en función del objetivo: de si lo que buscamos es un embarazo, de si tratamos de disminuir determinados síntomas virilizantes, de si queremos mejorar síntomas premenstruales que afectan negativamente a la calidad de vida (tengamos en cuenta que el déficit de progesterona puede dar síntomas de hiperestronismo), etcétera.

Suplementos naturales

Aparte de una dieta que baje la resistencia a la insulina, podemos ayudarnos de algunos suplementos para mejorar los síntomas, valorando siempre cada caso. Antes que nada, aconsejo consultar a profesionales especializados en nutrición y salud hormonal para recomendaciones individualizadas y concretas.

1. **Melatonina**. Se trata de una hormona secretada en las horas nocturnas, que con la edad va disminuyendo su síntesis. Tiene un efecto crucial en la ovulación porque reduce el daño oxidativo en el interior del folículo, aumenta los receptores de LH y estimula la secreción de progesterona. Si dormimos bien y evitamos el estrés, tendremos una secreción adecuada de melatonina. También puede suplementarse; en diversos trabajos han mostrado la mejora de la calidad del óvulo y el aumento de la tasa de fertilidad cuando se utilizan sinérgicamente melatonina y mioinositol.[1, 2]

2. **Folato**. La administración de suplementos de folato (5 mg/día) tiene efectos beneficiosos sobre los factores inflamatorios y biomarcadores del estrés oxidativo y mantiene a raya la homocisteína (marcador de inflamación).[3] Es mejor el folato, es decir, la forma activa del ácido fólico, que el ácido fólico, ya que no todo el mundo tiene las enzimas que transforman el ácido fólico a folato.

3. **Berberina**. Se encuentra en las plantas del género Berberis. Puede aumentar la sensibilidad a la insulina y rectificar la dislipidemia de las pacientes con SOP y sobrepeso.[4]

4. **Inositoles** (mioinositol y D-chiro-inositol). El mioinositol (MI) es un potente sensibilizador a la insulina que, a través de una enzima, se transforma en D-chiro-inositol (DCI). Éste, el DCI, es el principal encargado de almacenar el glucógeno en la grasa, músculo e hígado. Se ha demostrado que estos dos esteroisómeros del inositol (MI y DCI), al administrarlos conjuntamente en la proporción fisiológica 40:1 (MI:DCI), mejoran la sensibilidad a la insulina y, además de la reducción de la resistencia a la insulina, disminuye los niveles sanguíneos de andrógenos y el riesgo cardiovascular, ayuda a la regularización del ciclo menstrual con ovulación espontánea y mejora la calidad ovocitaria para el embarazo.[5, 6]

5. **Vitamina D³**. Existen varios trabajos que apuntan los beneficios de estos suplementos en el SOP. La suplementación de vitamina D³ entre las mujeres con deficiencia y con SOP tuvo efectos beneficiosos sobre el factor inflamatorio y los biomarcadores del estrés oxidativo.[7]

6. **Especias que disminuyen la inflamación y la resistencia a la insulina** (véase el apartado 5.11.).

7. **Magnesio y zinc**. Mejoran el estrés oxidativo en el SOP gracias a sus efectos antioxidantes y antiinflamatorios. La suplementación con magnesio, zinc, calcio y vitamina D durante doce semanas entre las mujeres con SOP tuvo efectos beneficiosos sobre los perfiles hormonales, los biomarcadores de la inflamación y el estrés oxidativo.[8]

8. **Selenio**. La suplementación con 200 microgramos por día de selenio durante ocho semanas en las muje-

res con SOP tuvo efectos beneficiosos sobre los parámetros del metabolismo de la insulina, los triglicéridos y los niveles de VLDL.[9] Además, mejora los resultados reproductivos, biomarcadores de inflamación y estrés oxidativo.[10]

9. **Omega-3.** Están presentes en el aceite de linaza, semillas de chía, de cáñamo, nueces y pescado marino graso. Los omega-3 presentan un efecto beneficioso en el metabolismo de la insulina.[11] Los omega-3 junto con la vitamina E mejoran el perfil lipídico y el estrés oxidativo del SOP.[12]

10. **Vitex agnus-castus y Cimicifuga racemosa.** Existen evidencias de los beneficios del *Vitex agnus-castus* y *Cimicifuga racemosa* en el tratamiento de la oligo/amenorrea y la infertilidad asociada con el síndrome de ovarios poliquísticos.[13]

11. **Suplementos con efecto antiandrogénico.** En algunos trabajos publicados, aunque no hay aún suficientes evidencias científicas, se recomienda el efecto antiandrógeno del té de menta verde, el *reishi* rojo y el extracto del *Saw Palmetto*.[14] Son necesarios más estudios.

Estos suplementos pueden ayudar, pero su efecto es mejor si se combinan con unos adecuados hábitos de vida, como una alimentación equilibrada, evitar alimentos procesados y azúcares, combatir el estrés, descansar bien, hacer ejercicio físico, eliminar hábitos tóxicos como el tabaco u otros ambientales, etcétera.

8

Andrógenos en las mujeres: menopausia y perimenopausia

Marta tenía cuarenta y ocho años y se sentía atrapada en una vida que no le gustaba. Era directora de marketing en una multinacional, un puesto que le exigía mucho tiempo y energía, y que le generaba un estrés constante. Su alimentación no era equilibrada, pues solía comer fuera de casa o pedir comida rápida a domicilio. Su vida social se reducía a las reuniones de trabajo y a las pocas amistades que le quedaban, la mayoría de ellas superficiales y competitivas. Su matrimonio se había roto hacía dos años, y no tenía hijos.

Empezó a notar los primeros síntomas de la perimenopausia cuando tenía cuarenta y siete años. Al principio no les dio mucha importancia y pensó que eran normales y pasajeros. Pero con el tiempo se fueron agravando y afectaron a su salud física y mental. Marta sufría sofocos, irritabilidad, insomnio, ansiedad, depresión, falta de concentración, dolores de cabeza, sequedad vaginal, aumento de peso y pérdida de cabello. Se sentía como si estuviera en una niebla permanente, desconectada de sí misma y del mundo.

Intentó seguir con su rutina habitual, ignorando sus problemas y ocultándolos a los demás, pero llegó un momento en que no pudo más. Un día, en medio de una presentación importante ante unos potenciales clientes, sufrió un ataque de pánico que la dejó paralizada e incapaz de hablar. La llevaron al hospital, le diagnosticaron un cuadro de estrés agudo y le recomendaron que cogiera la baja laboral.

Marta se sintió fracasada. Se dio cuenta de que había dedicado su vida a un trabajo que no la hacía feliz, y que había descuidado su salud y su bienestar. Se planteó qué sentido tenía seguir así, y si había alguna alternativa posible. Recordó que desde niña le había gustado escribir historias, y que siempre había soñado con ser escritora. Pero había abandonado esa pasión por seguir el camino que se esperaba de ella: estudiar una carrera prestigiosa, conseguir un buen empleo, casarse y tener éxito profesional.

Finalmente, vio que era hora de cambiar su vida radicalmente. Comenzó a cuidarse y, para ello, optó por una dieta más sana y equilibrada, y empezó a hacer ejercicio regularmente, yoga y ejercicio de fuerza. Se dedicó tiempo a ella misma para relajarse, leer, meditar o escuchar música. Renunció a su trabajo, vendió su piso y se mudó a una casa en el campo. Allí empezó a dedicarse a lo que realmente le gustaba: escribir novelas históricas. Se documentaba sobre diferentes épocas y lugares, y creaba personajes y tramas llenas de aventuras, romance e intriga. Ahora disfrutaba con su trabajo, y pronto consiguió publicar su primera obra, que tuvo una buena acogida entre el público y la crítica. Hizo nuevas amistades con gente afín a sus intereses y valores, y comenzó a ilusionarse por una persona con la que compartía aficiones y se sentía feliz.

No necesitó medicarse para sus síntomas climatéricos desde que dejó el trabajo que tanto la estresaba. Solo tomaba algunos suplementos, como vitamina D, porque la tenía baja, y *Cimicifuga racemosa* durante seis meses. No tenía sofocos ni insomnio, ni se sentía ansiosa ni deprimida. Solo utilizaba una hidratante vaginal recomendada por su ginecóloga para la sequedad vaginal. Su mente estaba más clara y creativa; su cuerpo, más ágil y saludable. Se sentía genial. Marta había vuelto a vivir, a descansar bien, a disfrutar de la vida. Había encontrado su propósito y su felicidad.

Con esta historia, la intención era resaltar lo duro que es entrar en la menopausia con un estrés tan intenso, déficits nutricionales e inflamación sistémica de bajo grado. A menudo, nos enfocamos en el tratamiento hormonal como única alternativa para mejorar nuestra calidad de vida, y culpamos a la menopausia de muchas cosas que no son primariamente de la nueva situación hormonal.

En la consulta he tratado a muchas mujeres que atravesaban problemas en esta etapa (la muerte de un familiar, el estrés laboral, problemas familiares...) y que aun así culpaban a las hormonas de todos sus males. Evidentemente hay casos en los que necesitamos terapia hormonal sustitutiva para tener calidad de vida, pero antes de dar por hecho que ésta es la solución y culpar a la menopausia de todo, hay que considerar más cosas.

8.1. La importancia de los andrógenos en la salud femenina

Los andrógenos son hormonas esteroideas que se producen tanto en hombres como en mujeres y que tienen un papel clave en la reproducción y el desarrollo sexual. Mucho hemos hablado ya del hiperandrogenismo y todos sus males, pero apenas hemos hablado de lo contrario: los beneficios de los andrógenos y de cómo su falta repercute en las mujeres. Estas hormonas también son importantes para la salud en todas las etapas de la vida, pero más especialmente durante la menopausia.

Así pues, la menopausia es el período en el que los ovarios dejan de producir estrógenos y progesterona, las principales hormonas femeninas, y se produce el cese de la menstruación. Este proceso conlleva una serie de cambios físicos y emocionales en las mujeres. Una vez llega la menopausia (se considera menopausia cuando llevas un año sin la regla), las hormonas que toman el control para la regulación de los sistemas, tal y como hacían antes los estrógenos-gestágenos, son los andrógenos procedentes de las glándulas suprarrenales. Muchos de ellos se transforman en estrógenos en los tejidos donde tenemos esas enzimas llamadas aromatasas.

Los andrógenos, como las demás hormonas sexuales, influyen en el organismo de diversas maneras:

- **Función sexual**. Influyen en el deseo y la respuesta sexual de las mujeres. La disminución de sus niveles durante la menopausia puede provocar una reducción del interés y la satisfacción sexual, así como una menor lubricación vaginal y sensibilidad en los genitales.
- **Sistema musculoesquelético**. Tienen un papel fundamental en el mantenimiento y desarrollo de la masa ósea y muscular. Con la disminución de los niveles de estrógenos durante la menopausia, se puede experimentar una pérdida de la mineralización ósea (osteopenia) que si va a más puede conducir a un mayor riesgo de osteoporosis. Pero no solo se pierde mineralización ósea, también hay una pérdida de masa muscular (sarcopenia). Los niveles adecuados de andrógenos pueden ayudar a mantener la estructura ósea y la fuerza muscular, y contribuir a una mejor calidad de vida.
- **Metabolismo**. Favorecen la masa muscular y, a su vez, ésta previene la resistencia a la insulina, lo cual ayuda a disminuir el riesgo de enfermedades cardiometabólicas (diabetes mellitus, hipertensión arterial, obesidad...).

- **Bienestar emocional**. Tienen efectos positivos en la memoria, el estado de ánimo y la energía, además del deseo sexual, factores esenciales para experimentar una menopausia plena con un envejecimiento saludable.
- **Sistema inmunológico**. Tienen propiedades antiinflamatorias e inmunomoduladoras en el sistema inmunológico. En este sentido, se parecen más a la progesterona; recuerda que los estrógenos son activadores del sistema inmune y su exceso fomenta la inflamación y las enfermedades autoinmunes. Se ha observado una disminución de andrógenos en mujeres menopáusicas que han desarrollado o han tenido exacerbación de enfermedades autoinmunes en esta etapa. Por ello, mantener buenos niveles de andrógenos podría tener un efecto protector y evitar la autoinmunidad. Sin embargo, este campo de investigación aún precisa más estudios para comprender mejor el impacto que tendría la terapia con andrógenos en las mujeres con menopausia con enfermedades autoinmunes.

Como ya hemos visto, en la edad fértil, los diferentes sistemas del organismo (sistema nervioso, metabolismo, sistema inmunológico, sistema musculoesquelético...) eran regulados a través de la producción de estrógenos y progestágenos, los cuales iban haciendo cambios cíclicos para adaptar al organismo frente a un posible embarazo cada mes. Al dejar de producir estas hormonas con la llegada de la menopausia, este efecto regulador de estos diferentes sistemas recae sobre los andrógenos, junto con la vitamina D, que precisamente regula los mismos sistemas que las hormonas sexuales. Como ya sabemos, las hormonas sexuales son hormonas esteroideas porque derivan del colesterol y, casualmente, la vitamina D podemos sintetizarla también a partir del colesterol. Por todo ello hay expertos que dicen que la vitamina D es como otra hormona esteroidea más.

A continuación, enumeramos algunos hábitos que pueden ayudar a mantener la producción de andrógenos:

- **Ejercicio regular**. La actividad física regular, especialmente los ejercicios de fuerza, como el levantamiento de pesas. Estos ejercicios también ayudan a mantener la salud ósea y la masa muscular.
- **Control del estrés**. Altos niveles de estrés generan cortisol y pueden afectar negativamente la producción de hormonas, incluyendo los andrógenos. Practicar técnicas de manejo del estrés, como la meditación, el yoga y la relajación profunda puede contribuir a un equilibrio hormonal adecuado.
- **Mantener un peso saludable**. La obesidad puede afectar la producción de andrógenos y un peso demasiado bajo tampoco es conveniente. Por tanto, es importante mantener un peso saludable para asegurar una producción adecuada de estas hormonas.
- **Vitamina D**. Es primordial para la regulación inmunológica, el metabolismo y la producción hormonal, incluida la síntesis de andrógenos. La exposición solar y los suplementos de vitamina D pueden ser útiles para las mujeres menopáusicas con deficiencia de vitamina D, pero si la suplementamos hay que tener en cuenta que es necesario tener unos adecuados niveles de magnesio y de vitamina K[2]. El magnesio ayuda a absorber la vitamina D y ésta asimila el calcio en el intestino, que necesita la vitamina K[2] para ser depositado en el hueso, y no en las arterias.
- **Dieta equilibrada**. Mantener una dieta rica en nutrientes y bien equilibrada es esencial para promover

la hormona del crecimiento y la producción de andrógenos. Incluye alimentos ricos en proteínas, grasas saludables y fibra. También es importante reducir el consumo de azúcares y alimentos procesados. Entre los alimentos más recomendados para mantener los andrógenos tenemos:

- **Alimentos ricos en zinc.** El zinc es un mineral esencial en la producción de hormonas, incluidos los andrógenos. Consumir alimentos ricos en zinc o suplementos con zinc puede ayudar a mantener el equilibrio hormonal adecuado en la menopausia. Se incluyen pescados como el salmón, el atún o la sardina; las ostras, que es una de las fuentes más ricas en zinc que existen; las semillas como las de lino, calabaza, sésamo o girasol; los frutos secos como las almendras, los piñones o los anacardos; los cereales integrales y granos, como el arroz integral, la quinoa, la avena; legumbres, aunque pueden contener fitatos que dificultan la absorción de zinc; los huevos, y las carnes rojas y lácteos.

- **Alimentos ricos en omega-3.** Son grasas saludables que el cuerpo no puede producir por sí solo. Ya hemos hablado de su capacidad antiinflamatoria, pero también pueden tener un impacto positivo en los niveles de testosterona. Los alimentos ricos en omega-3 son el pescado graso como la sardina, la caballa, el salmón..., las semillas de chía y de lino, las nueces, etcétera.

- **Alimentos ricos en boro.** Éste es un mineral implicado en la producción de testosterona. También tiene un papel importante para mantener los niveles de magnesio, y éste a su vez para mantener los niveles de vitamina D. De este modo, si suplementamos con vitamina D y sus niveles no suben podría ser por un déficit de boro, de magnesio o de ambos. El boro está presente en frutas como las manzanas, las peras, las ciruelas o el aguacate; en frutos secos como las uvas, las pasas, las ciruelas pasas, las nueces y las almendras; en legumbres como los cacahuetes y los guisantes verdes.

○ **Fitoterápicos**. Podrían ayudar a mantener los niveles de andrógenos como el *Tribulus terrestris*, la maca andina o el fenogreco, según algunos trabajos publicados, aunque se requieren más estudios para afirmarlo realmente.

8.2. ALTERACIÓN DE LA CALIDAD DE VIDA EN LA MENOPAUSIA: ERRORES DIAGNÓSTICOS FRECUENTES Y DIAGNÓSTICO DIFERENCIAL

A menudo, convertimos la menopausia en la culpable, como si todo lo que nos pasara en esta etapa se debiera siempre a la ausencia de producción hormonal del ovario. Ante los cambios que van produciéndose en la perimenopausia pueden pasar desapercibidos otros problemas, trastornos o patologías que se achacan erróneamente a la menopausia. También existen otras condiciones más allá de la propia situación hormonal de la menopausia que pueden exacerbar lo que llamamos síndrome climatérico. Éste es el conjunto de síntomas que pueden darse en la perimenopausia y menopausia como sofocos, sequedad vaginal, atrofia genitourinaria, irritabilidad, insomnio, etcétera.

Hasta ahora se han publicado algunos trabajos que relacionan los sofocos con la inflamación sistémica de bajo grado, por lo que, a mayor inflamación, más sofocos. En efecto, se debe evitar entrar en la menopausia con inflamación sistémica de bajo grado, resistencia a la insulina y/o déficit de vitamina D, ya que todo esto es *gasolina* para el síndrome metabólico, y puede producir el aumento del riesgo cardiovascular y hacer que los síntomas del síndrome climatérico sean más intensos. En consecuencia, la osteopenia empeoraría y crecería la sensación de fatiga, la niebla mental... Detrás de todo esto no solo está la pérdida de producción hormonal por parte del ovario, sino que es directamente agravado por la inflamación sistémica.

Otras veces, la tormenta de síntomas como la fatiga, la debilidad, los dolores osteomusculares, la depresión, la labilidad emocional... puede que venga de otras causas que estén solapándose con la menopausia o perimenopausia. Hay dos glándulas que producen otras hormonas que pueden sufrir alteraciones y nos pueden jugar una mala pasada si no las tenemos en cuenta.

- **Paratiroides**. Es una glándula situada en el cuello detrás de la tiroides. Se encarga de la producción de la parathormona, la hormona que se encarga de mantener niveles adecuados de calcio y fósforo en sangre. De hecho, el adecuado equilibrio de estos dos minerales mantiene la función celular y la formación ósea. Si los niveles de calcio disminuyen en sangre aumenta la producción de esta hormona para subirlos a través de la liberación del calcio almacenado en los huesos. La vitamina D, sin embargo, saca el calcio del intestino. Cuando hay deficiencia de vitamina D y baja, por tanto, el calcio, puede darse un hiperparatiroidismo secundario, es decir, una alta producción de parathormona para mantener los niveles de calcio en sangre. Este hiperparatiroidismo favorece la desmineralización ósea, ya que saca el calcio del hueso, lo que aumenta el riesgo de osteoporosis.

Los síntomas del hiperparatiroidismo secundario pueden atribuirse erróneamente a la menopausia y la perimenopausia. Éstos son debilidad, fatiga, dolores articulares, cambios del estado de ánimo, estreñimiento, problemas de concentración, fragilidad ósea... Por eso, una vez más, hay que tener mucho cuidado con el déficit de vitamina D en la menopausia, ya que podría complicarse con un hiperparatiroidismo secundario y mayor predisposición para la osteoporosis.

- **Tiroides**. Es una glándula con forma de mariposa situada en el cuello. Libera dos hormonas principales en el torrente sanguíneo: la tiroxina (T4) y la triyodotironina (T3), que desempeñan un papel importante en la regulación del metabolismo. Algunas de sus funciones son regular el consumo de energía controlando la tasa de actividad metabólica en las células; contribuir en el control de la temperatura corporal; mantener la presión arterial y la frecuencia cardiaca; estimular el crecimiento y desarrollo óseo; promover la síntesis y degradación de proteínas, carbohidratos y lípidos en el organismo; e influir en la función reproductiva. El hipotiroidismo puede dar síntomas como fatiga, sensación de frío, aumento de peso, dolor muscular, uñas quebradizas, piel seca, caída de pelo, estreñimiento, depresión, cambios del estado anímico, problemas de memoria y concentración, hinchazón... Nuevamente, muchos de estos síntomas podrían ser atribuidos erróneamente a la menopausia, por lo que es necesario descartarlo también ante la posible sospecha. El hipotiroidismo puede ser autoinmune o por déficits de nutrientes, como el yodo, selenio, vitaminas del grupo B y zinc. Asimismo, el hipotiroidismo autoinmune se ha asociado en algunos trabajos publicados con el déficit de la vitamina D (recordemos la función inmunorreguladora de esta vitamina) y/o con la permeabilidad intestinal.

Por eso, cuando tenemos muchos síntomas en la perimenopausia y menopausia, hemos de tener presente no solo la menopausia en sí, sino la posibilidad de que estemos ante un déficit de vitamina D, inflamación sistémica de bajo grado o problemas de tiroides o de paratiroides. Puede que sean estos trastornos los verdaderamente *culpables* de esos síntomas que llamamos síndrome climatérico.

Conviene subrayar que, si no indagamos bien y descartamos antes otros posibles orígenes de los síntomas, puede que caigamos en lo que llaman la «psiquiatrización de las mujeres», de lo cual hablaremos en el último capítulo. También estos problemas, cuando cursan con fatiga, cansancio y dolor, pueden recibir erróneamente el diagnóstico de fibromialgia. Por tanto, hay que revisar lo que actualmente denominan hipotiroidismo subclínico.

A algunas mujeres con síntomas de hipotiroidismo, al hacerles la analítica, les salen los parámetros dentro de un rango normal, pero la TSH levemente aumentada. La TSH es la hormona que fabrica el cerebro para incrementar la producción de hormonas tiroideas en la glándula tiroides. Este hecho ya nos está diciendo que la glándula no responde lo suficiente y, al aumentar esta TSH, la tiroides puede mantener la producción de hormonas tiroideas en unos rangos normales.

Como observamos, es un tema bastante controvertido, porque hay mujeres sintomáticas con este hipotiroidismo al que llaman subclínico, aunque las hormonas tiroideas estén en rango normal. He conocido muchos casos de mujeres en los que, tras un periplo de especialistas (internistas, reumatólogos, psiquiatras..., desaparecían todos los síntomas al tratar su hipotiroidismo subclínico. Así, estos hipotiroidismos que denominan subclínicos que sí que dan síntomas pueden ser tratados a través de una nutrición especializada que trabaje la autoinmunidad (en caso de anticuerpos antitiroideos positivos) y/o el déficit de micronutrientes que puede haber detrás de la mala función tiroidea. En este sentido, hay profesionales de la nutrición que trabajan bajo este paradigma integrativo, como especialistas en psiconeuroendocrinología (PNI), nutrigenómica o dieta integrativa.

Antes de hacer un diagnóstico de depresión y/o ansiedad, síndrome de fatiga crónica o fibromialgia, hay que descartar enfermedades o trastornos como:

1. Trastornos del sueño, como la apnea del sueño.
2. Anemia por deficiencia de hierro, ácido fólico o vitamina B^{12}.
3. Hipotiroidismo.
4. Hiperparatiroidismo.
5. Deficiencias nutricionales.
6. Enfermedades cardiovasculares.
7. Trastornos metabólicos, como la resistencia a la insulina y la diabetes.
8. Enfermedades autoinmunes, como el lupus eritematoso o la artritis reumatoide.
9. Trastornos digestivos como los derivados de las alteraciones de la microbiota intestinal que, además de repercutir en la digestión, pueden dar lugar a diferentes problemas más allá del intestino.
10. Infecciones crónicas.

Añadiría un punto más en el diagnóstico diferencial de estos síntomas que implican el cansancio, el embotamiento mental, el agotamiento o toda la esfera psicoafectiva, y es tener razones externas más que suficientes de que el organismo no puede más. Hay mujeres con una carga inmensa a nivel laboral, estrés y/o problemas en el ámbito familiar o privado que de por sí no hay cuerpo que lo aguante. Además, en la menopausia muchas mujeres se enfrentan a problemas psicosociales (carga laboral, carga doméstica, cuidados de personas enfermas...) que pueden tener un impacto terrible en la salud. Por eso insisto tanto en que no todo lo que nos pase en la menopausia se resuelve con terapia hormonal.

Por tanto, hay que tener especial cuidado de no psiquiatrizar a las mujeres por no hacer un diagnóstico adecuado. Si hay síntomas parecidos a una depresión, debemos mirar otras causas orgánicas como el hipotiroidismo antes de dar el antidepresivo. O si hay síntomas de fibromialgia, tenemos que considerar antes si los síntomas vienen de un hiperparatiroidismo, de una inflamación sistémica de bajo grado o por cualquier otra causa.

8.3. NO TODO ES PREVENIR ENFERMEDADES, TU BIENESTAR Y TU SEXUALIDAD EN LA MENOPAUSIA TAMBIÉN IMPORTAN

El flujo puede disminuir con la edad y, en caso de sequedad vaginal que cause molestias, se recomienda el uso de hidratantes vaginales. Siempre son mejor éstos que los lubricantes, ya que estos últimos salen tal y como entran. En cambio, los hidratantes, como su nombre indica, hidratan. Con el tiempo, también se produce la atrofia en la piel y las mucosas genitales con la consiguiente pérdida de la elasticidad. Para ello, si no se pone tratamiento cuando hay vulvovaginitis atrófica, podría llegar a producirse un síndrome genitourinario, donde se mezclan síntomas en los genitales con síntomas urinarios (escozor, prurito, ardor, molestias al orinar, tendencia a infecciones urinarias...). Para evitarlo, es clave comenzar a tratar los síntomas desde que aparecen, por muy leves que sean.

Mantener una vida sexual activa y usar hidratantes tienen un efecto preventivo contra la atrofia. Así, una vez aparece, podemos utilizar tratamientos hormonales (estrógenos locales, DHEA local...). Asimismo, la fisioterapia de suelo pélvico puede ayudarte no solo para la atrofia y el síndrome genitourinario, sino también si tienes prolapso, incontinencia o cualquier disfunción del suelo pélvico. Y, por supuesto, también existen las diversas técnicas del campo de la ginecología regenerativa, que cuenta con profesionales cualificados y formados en este campo que pueden ayudarte.

- **El deseo sexual.** La menopausia puede afectar el deseo sexual en algunas mujeres disminuyéndolo. Cuando esto pasa, debes identificar la causa y buscar soluciones, que pueden incluir ayuda profesional médica o psicoterapéutica, como ya hemos explicado anteriormente. No obstante, la menopausia puede ser un salto cualitativo hacia un cambio infinitamente mejor en las relaciones sexoafectivas. La madurez da sabiduría: qué quieres y qué no, qué te gusta y qué no.

  Ahora bien, también hay mujeres que siguen enganchadas a situaciones de sufrimiento, de relaciones tóxicas o de dependencia. Y otras veces se dan relaciones desvitalizadas que me gusta llamar «relaciones de inercia», en las que la pareja no tiene ningún motivo para dejar la relación, pero tampoco para continuar con ella. Con esto lanzo la reflexión de cambiar tu realidad si no estás satisfecha en tu relación y/o si te hace sufrir.

  Hay tantas realidades sexuales y afectivas como personas que, además, pueden ir variando a lo largo de la vida: se puede tener fases de más ganas de sexo, o de todo lo contrario, puede que estés genial en pareja, que prefieras estar sola o quizá que quieras vivir otras realidades relacionales no típicas. Sea cual sea tu realidad sexual y/o relacional, siempre que estés en coherencia contigo misma y no te dañen (ni tampoco dañes a nadie) estará bien. Eso sí: siempre hay que tener bien claro que si tienes relaciones sexuales y/o afectivas mereces que te traten como mínimo como una diva, porque a estas alturas ya no estamos para penurias.

- **Los sofocos**. Para mejorar los sofocos, evita el estrés, el tabaco y el alcohol; practica yoga o meditación; vístete por capas para regular la temperatura y mantente hidratada. Sitúate en un ambiente ventilado y fresco, y ponte una toalla húmeda fría en el cuello si lo necesitas. Ten en cuenta que la inflamación sistémica de bajo grado se relaciona directamente con los sofocos, por lo que todos los malos hábitos los favorecen. Aun así, si los sofocos persisten, busca la ayuda profesional que te ponga sobre la mesa las múltiples opciones naturales y/o médicas que tienes a tu alcance.
- **La importancia del descanso**. La melatonina es la hormona que liberamos durante el sueño y tiene un potentísimo papel antioxidante en el organismo. Establece rutinas saludables para un buen descanso, como acostarte y levantarte en horarios regulares, evitar comidas pesadas en la cena y leer o escuchar música antes de dormir. Además, minimiza la exposición a la luz artificial de pantallas de televisión, dispositivos móviles u ordenadores.
- **Priorízate y rodéate de personas que te sumen y no te resten**. Los desequilibrios hormonales pueden contribuir a ciertos síntomas como irritabilidad, emociones cambiantes y tristeza, aunque no siempre son los

únicos responsables, especialmente cuando se trata de nuestro bienestar emocional en general. Durante la menopausia, es común enfrentar otras situaciones que también pueden afectarnos, como la pérdida o la enfermedad de seres queridos, hijos que abandonan el hogar, crisis de pareja...

Las hormonas pueden influir, pero no determinan todos los aspectos de nuestra vida. Este período puede ser una oportunidad para replantear nuestras prioridades, fomentar el autocuidado y la paciencia, sanar emociones y explorar nuevas oportunidades que nos ayuden a vivir una vida plena y feliz.

Si los autocuidados y los hábitos saludables no mejoran tu calidad de vida, o si tienes una menopausia precoz, quirúrgica o química, si tienes muchísima sintomatología y te está afectando, o si tienes importantes factores de riesgo, sería aconsejable acudir a la consulta de ginecología para una evaluación de tu situación y orientación adecuada.

Elige siempre profesionales que te den confianza, que tengan una visión integral de la salud y que puedan asesorarte acerca del cuidado de tu salud y de una buena calidad de vida. Te ayudarán no solo a mejorar los síntomas que tienes ahora sino también tu salud a largo plazo.

9

Cómo se evalúa el eje HHO

9.1. PRIMERO EL CONTEXTO CLÍNICO Y DESPUÉS LAS PRUEBAS COMPLEMENTARIAS

Ante cualquier alteración hormonal, antes de hacer pruebas analíticas o complementarias, primero debes conocer el contexto clínico completo. Desde la primera regla (menarquia) que el patrón de sangrado sea irregular unos años, o la irregularidad en la perimenopausia, siempre que no haya una excesiva pérdida de sangre, no debe preocuparte; en los extremos de la vida fértil es muy habitual tener ciclos irregulares.

Por otro lado, existe la moda de pedir analíticas sin ningún criterio. Llevo más de diez años dedicándome a la divulgación, y más de veinte trabajando como ginecóloga, y puedo hablar con conocimiento de causa. Hace más de veinte años, muchos pacientes pensaban que cuantos más medicamentos les prescribiese el médico, mejor profesional era. Ahora más bien parece que es mejor profesional quien más pruebas diagnósticas mande. En este contexto comenzó a criticarse mucho la medicalización de la vida, lo cual considero positivo, pero observo que ahora estamos ante un *boom* de sobreinformación y no siempre distinguimos el polvo de la paja. Estamos entrando en la obsesión de querer controlarlo todo con milagrosos suplementos o remedios naturales, en una espiral de pruebas complementarias, sacrificios y suplementación exagerada...

Así pues, para un adecuado diagnóstico, lo primero es la clínica con una anamnesis y exploración, y luego vienen las pruebas complementarias que, como su nombre indica, es para complementar el estudio, y unas veces son necesarias y otras veces no. Por tanto, las pruebas complementarias y la toma de suplementos hay que analizarlos dentro del contexto clínico de cada paciente. Los hábitos saludables y los suplementos sí que pueden ayudarte mucho, pero con sentido común. Si tomas catorce suplementos, haces una vida monacal y tienes una obsesión tremenda por las tendencias naturales, estamos creando más un problema que una solución. A ver si por querer salir de la medicalización de la vida, ahora nos vamos a meter en la suplementación de la vida.

Así pues, da igual si hablamos del ámbito de la medicina más tradicional o de la más alternativa, se pueden ver los mismos errores de descontextualizar y tomar decisiones clínicas sin un abordaje integral del problema. Por eso siempre digo que la medicina es un arte, porque hay que tener en cuenta la clínica, el contexto biopsicosocial y, por supuesto, informar para que cada paciente pueda tomar sus propias decisiones, haciendo las exploraciones y pruebas complementarias que realmente sean necesarias para el diagnóstico.

En este sentido, hay muchas pruebas complementarias que se pueden hacer, pero debemos tener claro qué estamos buscando y qué queremos aportar a la salud. Para entender mejor a qué me estoy refiriendo, éste es el caso de una paciente que vino a mi consulta:

Era una chica de veinticinco años que se sentía muy angustiada porque hacía unos siete meses que estaba en amenorrea (ausencia de regla), algo que no le había pasado antes.

Fue a un ginecólogo que le aseguró que con anticonceptivos debía tener la regla sí o sí; y a otro médico —que se dedica a la medicina funcional, porque ella no quería tomar medicamentos— que le dijo que tenía que conseguir menstruar. Para ello le indicó un entrenamiento de fuerza muy intenso, le puso una dieta con muchas privaciones para conseguir esa homeostasis que había perdido, le pidió varios análisis para valorar las hormonas en diferentes fases (algo excesivo, porque con un análisis era más que suficiente para diagnosticar su amenorrea hipotalámica) y le pautó un tratamiento con naltrexona. La naltrexona es un antagonista de los opioides y un fármaco muy utilizado en personas adictas a los opiáceos para que, como la heroína, dejen de depender de ellos. Con todo, hay algunos estudios publicados que demuestran que la naltrexona aumenta los pulsos de la GnRH y favorece la función del eje hipotálamo-hipófiso-ovárico.

Pues bien, esta chica fue dos veces más a este médico y éste siguió añadiéndole más suplementos, más deporte, más análisis, nuevas recomendaciones de hábitos... Pero todo esto le generaba un estrés enorme, ya que ella intentaba hacerlo todo al pie de la letra y aun así no le volvía la regla. Llegó un punto en el que estaba tan obsesionada que cada dos por tres, si notaba algo de flujo, iba al baño a ver si aquello era que había llegado su deseadísima menstruación. De hecho, habían sido tanto el primer profesional como el segundo los que le habían trasmitido esta obsesión por recuperar el sangrado: el primero sustituyendo la función ovárica por anticonceptivos y el segundo empleando miles de remedios para que su eje hormonal comenzase a funcionar.

Durante la consulta le pregunté si había algo más que le hiciera estar estresada antes de que se le retirara la regla y me respondió que su padre había muerto ese año y que había sido durísimo. Ahora aparte del dolor emocional estaba muy estresada por su salud. En los análisis, muchos más de los necesarios, se veía claramente que tenía una amenorrea hipotalámica, que es producida no porque el ovario no funcione, sino porque el hipotálamo ha *decidido* parar el eje hipotálamo-hipófiso-ovárico. Además, perdió peso, cuando de un inicio ya era bajo.

Por mi parte, lo primero que hice fue explicarle todo lo que le estaba pasando y por qué. Enseguida lo entendió y esto ya le produjo cierto alivio. Le recomendé que hiciera lo que le apeteciera, que se olvidara de la regla durante unos meses, que ya veríamos qué pasaba en un tiempo prudencial y que lo más importante era que se centrara en recuperarse emocionalmente. No se le puede decir a nadie lo que tiene que hacer para encontrar de nuevo su estabilidad, pero le sugerí acudir a una psicoterapeuta que la ayudara con el duelo. También le di algunas ideas como hacer yoga, baile, *mindfulness*... cualquier cosa que realmente le satisficiese y la relajase. En cuanto a la alimentación, ella normalmente comía de forma saludable, por lo que le aconsejé que siguiera así y que se olvidara de tantas restricciones y sacrificios. Además, le recomendé un suplemento muy completo de vitaminas y minerales a dosis diarias recomendadas.

No le mandé ninguna prueba complementaria, porque no era necesario. Solo el análisis con LH, FSH y estradiol era más que suficiente para saber que era una amenorrea hipotalámica. Antes de irse me dijo que con todo lo que le expliqué le había quitado un gran peso de encima, ya que ella pensaba que no tener la regla era algo realmente malísimo. En efecto, si se hubiese tratado de amenorrea por menopausia precoz sería un gran problema, pero no era el caso.

Cinco meses después me escribió para informarme de que ya había recuperado su ciclo. En este caso vemos claramente que no tenía sentido ponerle un tratamiento hormonal para sustituir su función ovárica, ni tampoco ese arsenal de análisis y tratamientos alternativos, porque solo consiguieron meterla en una espiral de estrés innecesario.

Este ejemplo pone de relieve que en medicina no siempre es mejor prescribir tratamientos y sobrecargar de pruebas complementarias; muchas veces, menos es más. La clave en cualquier proceso de recuperación es dar una información adecuada sobre lo que nos ocurre.

En todo caso, tras valorar los síntomas de un desorden hormonal, si necesitáramos saber qué está pasando con el eje hipotálamo-hipófiso-ovárico sería conveniente pedir una analítica del tercer al quinto día del ciclo, considerando el día 1 del ciclo aquel en el que baja la regla (o en cualquier día si no tienes la regla desde hace más de tres meses). Sin embargo, con solo estas tres hormonas podemos sacar muchísima información sobre el funcionamiento del eje HHO: FSH, LH y estradiol.

- Si la FSH está elevada indica que hay baja reserva ovárica. Ésta es la primera hormona que se altera cuando va llegando la menopausia y la razón por la que sube es para estimular al ovario para que siga *trabajando*. Entonces, cuanta menos reserva ovárica, más sube la FSH en su intento de que el ovario responda.
- Si la FSH está normal o baja en una mujer con amenorrea significa que el cerebro no estimula bien el ovario. Éste sería el caso de la amenorrea hipotalámica.
- A su vez hay que valorar la relación de la FSH con el estradiol. Si la FSH en el tercer al quinto día del ciclo está baja, pero el estradiol está elevado, puede ser indicativo de una baja reserva ovárica, ya que cuando el ovario responde mal, la FSH sube muchísimo. En estas circunstancias, el ovario puede hacer picos de estradiol, por lo que al subir el estradiol en un

momento determinado se frena la FSH a través de lo que llamamos mecanismo de retroalimentación negativa. Por eso, con una FSH normal en presencia de estradiol alto no podemos decir que la reserva ovárica está bien.

- Aparte de la relación estradiol-FSH, se valora la relación FSH-LH. Lo habitual es que la LH sea menor que la FSH, pero en el síndrome de ovarios poliquísticos solemos encontrar una LH que es mayor que dos veces la FSH, es decir, LH>2FSH.

Por tanto, solo con estas tres hormonas podemos ver si los desajustes hormonales son por una causa central (causa hipotalámica) o periférica (causa ovárica), o si estamos ante el SOP.

Aparte de estas hormonas (estradiol, FSH y LH), en caso de desórdenes hormonales, normalmente es conveniente como mínimo añadir otras hormonas que puedan alterar la función del eje HHO como la prolactina o las hormonas tiroideas. También la vitamina D puede ser muy útil por sus múltiples implicaciones y sobre todo para saber si es necesario suplementarla.

Asimismo, dependiendo del contexto clínico, puede que necesitemos solicitar otros parámetros más, como por ejemplo los andrógenos u otras hormonas, siempre en función del contexto clínico individual de cada paciente.

En caso de problemas de fertilidad en una pareja heterosexual que no consigue el embarazo habría que añadir otros parámetros además de más pruebas complementarias, tanto a la mujer como a su pareja. Por último, si quieres ser madre y no tienes pareja heterosexual, o si quieres retrasar la maternidad, asesórate de las opciones que tienes con profesionales especialistas en reproducción asistida.

9.2. LA CONFUSIÓN ENTRE AMENORREA CENTRAL Y PERIFÉRICA

En la consulta a menudo me encuentro mujeres jóvenes con amenorrea que creen que tienen una menopausia. Es cierto que una amenorrea en una mujer joven podría ser una menopausia precoz, pero también una amenorrea hipotalámica, y no tiene nada que ver una cosa con la otra.

El ciclo reproductivo sale bastante *caro* en cuanto a gasto de energía. Por esto, cuando hay una circunstancia hostil (estrés, pérdida excesiva de peso o déficits de nutrientes), puede que el eje hipotálamo-hipófiso-ovárico se pare y resulte la famosa ausencia de regla que llamamos amenorrea central o hipotalámica. Esto ocurre porque el organismo prioriza utilizar los recursos para atender a otras cosas más importantes que mantener el eje reproductivo. Pero esta ausencia de regla no tiene absolutamente nada que ver con la menopausia, ya que es el cerebro, y concretamente el hipotálamo, el que ha *decidido* parar el eje reproductivo. Los ovarios dejan de *trabajar* pero no porque no tengan reserva ovárica, sino porque no son estimulados por las hormonas que vienen del cerebro.

En cambio, la menopausia es una amenorrea de causa periférica, o lo que es lo mismo, de causa ovárica. Esto significa que el ovario, por mucho que sea estimulado, no va a responder. Es importante no caer en esta confusión porque si una mujer está en amenorrea y desea un embarazo no es lo mismo que ésta sea central (hipotalámica) o periférica (menopausia). En el primer caso sí que se podría quedar embarazada porque el ovario sí que tiene folículos (si comienzan a ser estimulados puede volver el ciclo ovárico), pero en el segundo caso, al no haber folículos, no hay posibilidad de embarazo con óvulos propios por mucho que estimulemos a los ovarios con inductores de la ovulación.

Con todo, la amenorrea hipotalámica tiene lugar cuando el hipotálamo altera los pulsos de secreción de la hormona liberadora de gonadotropina (GnRH). Ésta es la encargada de iniciar el ciclo menstrual y regular la producción de las hormonas sexuales femeninas. La GnRH estimula la hipófisis para producir gonadotropinas (la hormona foliculoestimulante o FSH y la hormona luteinizante o LH), las cuales son liberadas en la circulación sanguínea y actúan sobre los ovarios. Si los niveles de FSH y LH disminuyen y los ovarios no reciben la señal adecuada para producir estrógenos y progesterona, tiene lugar un desequilibrio hormonal que impide la maduración y liberación del óvulo (anovulación) y la preparación del endometrio para un posible embarazo.

Por otro lado, la amenorrea hipotalámica puede ser reversible si se identifica y si se trata la causa subyacente. Algunas posibles causas son el estrés, la deprivación nutricional, el exceso de ejercicio, algunos medicamentos, enfermedades crónicas o trastornos endocrinos. El tratamiento puede consistir en modificar los hábitos de vida, suplementar la dieta con vitaminas y minerales, reducir el nivel de actividad física, controlar el estrés y cambiar o suspender los medicamentos que interfieren con la función hipotalámica. En algunos casos, puede ser necesario recurrir a técnicas de reproducción asistida para lograr un embarazo.

10

Ni estás loca, ni eres una floja, ni todo lo que te pasa es psicológico

Las mujeres somos algo más longevas que los hombres, pero gozamos de peor salud: mayor prevalencia de dolor crónico y discapacidad. El 85 por ciento de los psicofármacos se administra a mujeres y estamos más expuestas a la medicalización de los procesos sexuales y reproductivos.

10.1. DEFINIENDO LA ENFERMEDAD: SIGNOS Y SÍNTOMAS

Una enfermedad o patología es un conjunto de signos y/o síntomas y el nombre de la enfermedad es lo que sería el diagnóstico. Pero ¿cuál es la diferencia entre signos y síntomas? Los signos son objetivos, es decir, los podemos ver desde fuera, mientras que los síntomas son subjetivos, de modo que los siente quien los padece. Por ejemplo, si tengo una zona enrojecida o hinchada, si me late el corazón más rápido... esto se puede objetivar o medir desde fuera, por lo que son signos. En cambio, si tengo dolor, siento cansancio, nerviosismo o tristeza, esto es lo que una persona siente y solo puede ser expresado por quien lo padece, pero no es algo que se pueda ver desde fuera o medir con un aparato, por tanto, son síntomas.

A veces confundimos un signo o un síntoma aislado con el diagnóstico de una enfermedad, y ponemos tratamiento a ese síntoma o signo sin llegar a un diagnóstico más preciso. Por ejemplo, la vulvovaginitis es un signo o un síntoma más que un diagnóstico de enfermedad. El sufijo *-itis* significa 'inflamación', por tanto, vulvovaginitis es la inflamación vulvovaginal, de la vulva y de la vagina. En este sentido, podemos diagnosticar vulvovaginitis si tiene signos visibles como enrojecimiento, atrofia, cambios en el flujo..., o si la paciente refiere síntomas como picor, ardor... Tanto esos signos como esos síntomas se producen porque hay inflamación. Ahora bien, ¿de dónde viene la inflamación? Si no lo sabemos, no hay diagnóstico, es decir, hay signos y/o síntomas, pero no diagnóstico.

Así pues, un diagnóstico podría ser, por ejemplo, una vulvovaginitis candidiásica, que es la inflamación por una infección por hongos; otro podría ser una vulvovaginitis atrófica, cuando la vulvovaginitis es por atrofia, como ocurre en la menopausia. Por eso, vulvovaginitis sin más no es un diagnóstico, pero sí que hay diagnósticos posibles, desde diferentes infecciones, situaciones de atrofia, por reacciones alérgicas, atopia, enfermedades dermatológicas, enfermedades autoinmunes como el liquen escleroatrófico, etcétera. Por tanto, si no conocemos el diagnóstico de la patología que está detrás de ese conjunto de signos y/o síntomas, difícilmente trataremos de forma correcta el problema, porque el tratamiento es diferente según el tipo de enfermedad.

Otras veces, puede ocurrir que el síntoma equivale al mismísimo diagnóstico. Esto sucede cuando tras el síntoma no hay una enfermedad orgánica. Por ejemplo, la dismenorrea es un síntoma (dolor con la regla), una vez descartamos posibles causas orgánicas de este síntoma, como la endometriosis; si no encontramos nada, diremos que el diagnóstico es una dismenorrea primaria, que sería lo mismo que decir dismenorrea sin más, ya que no nos dice nada sobre qué enfermedad está produciendo el síntoma. Efectivamente, también puede ser que no haya ninguna enfermedad orgánica detrás del dolor menstrual. Pero en algunos casos puede que la dismenorrea no tenga nada de primaria y que estemos ante una endometriosis sin diagnosticar.

Cuando se trata de un dolor menstrual de tipo funcional, lo que falla es el equilibrio inmunológico (hay un ambiente más a favor de los mediadores proinflamatorios que antiinflamatorios) y hormonal (los ambientes más hiperestrogénicos la favorecen). Por eso decimos que es un problema funcional, ya que como su nombre indica falla la función (en este caso, del equilibrio de los mediadores de la inflamación y/o de las hormonas) y no hay ningún tipo de lesión asociada. Entonces, ¿cómo podemos enfocar el tratamiento en una dismenorrea primaria?

- Podemos tratar directamente el síntoma farmacológicamente con antiinflamatorios (la dismenorrea conlleva un proceso inflamatorio) o con anticonceptivos (el problema depende de las fluctuaciones hormonales y con el anticonceptivo deja de haber fluctuaciones). Estos tratamientos también sirven para la endometriosis, puesto que, como ya vimos, las lesiones se producen por la inflamación y los estrógenos. Al final, tanto si el dolor de regla es de tipo primario, donde no hay enfermedad orgánica, como si es por la endometriosis, ambos problemas de entrada se tratan de la misma forma.
- Si queremos abordar la dismenorrea primaria de forma más natural, podemos hacerlo bajando el exceso de inflamación y/o de estrógenos, como vimos en el capítulo del hiperestronismo: «Hábitos saludables para evitar el hiperestrogenismo y la inflamación».

Cuando consideramos la medicina de forma mecanicista todo lo basamos en el plano objetivo, orgánico y medible y apostamos por los signos y las pruebas complementarias, pasando por alto los problemas de tipo funcional, los síntomas, el origen del malestar... Así, es fácil que prácticamente todos los malestares de las mujeres relacionados con las hormonas sexuales y la inflamación se resuelvan casi exclusivamente con anticonceptivos, analgésicos/antiinflamatorios y psicofármacos.

Volviendo a la definición de enfermedad, a veces consideramos enfermedad la propia autorregulación del cuerpo para adaptarse a entornos hostiles o algo que solo es una variante de la normalidad. De hecho, la enfermedad no siempre va acompañada de sufrimiento. Por eso, quizá enfermedad y salud más que dos términos contrapuestos son un continuum. Así pues, a lo largo de nuestra vida nos vamos moviendo por procesos de salud y de enfermedad en este continuum que está influido por:

- El equilibrio entre dentro y fuera del organismo
- Los factores genéticos, epigenéticos y ambientales
- Los aspectos biológicos, psicológicos y sociales

10.2. SI NO ESCUCHAMOS, DIFÍCILMENTE DIAGNOSTICAMOS, MÁS BIEN SOBREDIAGNOSTICAMOS E INFRADIAGNOSTICAMOS

En una consulta médica, antes de llegar al diagnóstico, siempre hay dos partes, y en algunos casos incluso tres. Estas partes son:

1. **Anamnesis para conocer los síntomas.** Es lo primero que se debe realizar y consiste en una entrevista

para recoger todos los antecedentes médicos y preguntar por los síntomas y el motivo de la consulta.

2. **Exploración para ver los signos**. A través de la inspección y de diferentes maniobras de exploración, observamos todos los **signos**.

3. **Pruebas complementarias**. Por último, y solo si es necesario, puede que necesitemos hacer pruebas complementarias para llegar al diagnóstico (ecografía, análisis, radiografía, etcétera).

Los dos primeros pasos forman parte de lo que llamamos la clínica. En esta parte, no utilizamos ningún aparato ni tecnología, sino que se reduce a escuchar (anamnesis) y explorar (exploración). El tercer paso, las pruebas complementarias, son para complementar la clínica, y no al revés. Actualmente hay una sobrevaloración de lo tecnocientífico, razón por la que muchas veces se da más importancia a las pruebas complementarias que a la clínica. Pero realmente es en esta primera fase cuando obtenemos la información, a base de escuchar atentamente los síntomas e indagar en ellos a través de las preguntas correctas para orientarnos en la sospecha diagnóstica.

En definitiva, si no escuchamos no vamos a tener la primera sospecha, y sin ella difícilmente daremos los pasos adecuados para llegar al diagnóstico.

Asimismo, los sobrediagnósticos o sobretratamientos y los infradiagnósticos o infratratamientos tienen el mismo origen: por un lado, no escuchamos y, por el otro, damos más importancia a lo objetivo, los signos, lo tecnocientífico y a las pruebas complementarias que a lo subjetivo, el arte de la medicina y la clínica, especialmente a la escucha durante la anamnesis. En consecuencia:

- **Sobrediagnosticamos** aquellas enfermedades cuyo diagnóstico depende de pruebas complementarias, especialmente cuando no son necesarias. Entonces, cuando abusamos de estas pruebas innecesarias, puede que sobrediagnostiquemos enfermedades que luego vamos a tratar causando más daño que beneficio. Esto es lo que llamamos yatrogenia.

- **Infradiagnosticamos** aquellas enfermedades cuyo diagnóstico depende de la clínica, especialmente de la escucha en la anamnesis. Si no escuchamos, no vamos a sacar la información que necesitamos para enfocar el tipo de exploración y/o pruebas complementarias que requiera el caso.

Por ejemplo, una endometriosis profunda causa un dolor inmenso y, si no se ve en la ecografía, puede que no lleguemos nunca al diagnóstico. Pero esto ocurre no solo porque a veces no se vea fácilmente en la ecografía, sino porque no hemos escuchado a la paciente. Si una mujer dice que tiene un dolor muy intenso con la regla hay que profundizar en esa anamnesis y hacer preguntas que nos puedan dar pistas del diagnóstico (intensidad del dolor, si cede con analgésicos, cuánto dura, si aumenta al defecar o al orinar cuando baja la regla...). No podemos pasar por alto, y mucho menos cuestionar, los síntomas, sino profundizar en ellos. Cuando escuchamos podemos formarnos una sospecha inicial de la enfermedad, y después hacer una exploración y una ecografía más exhaustivas para buscar si hay endometriosis, y si es necesario, se pueden pedir pruebas complementarias de imagen. En definitiva, hay que escuchar para sospechar y dar los pasos necesarios hasta llegar al diagnóstico.

10.3. La psiquiatrización de las mujeres

Ya hemos hablado de la estrecha relación entre las hormonas sexuales y las del estrés, y cómo se influyen mutuamente. También hemos explicado que todos los sistemas del cuerpo-mente están interconectados a través de diferentes mensajeros y que, además de esta comunicación interna, hay una comunicación con el exterior, con los factores externos (ambientales, sociales y culturales).

Si no comprendemos bien la complejidad de los procesos hormonales femeninos y nos quedamos en reduccionismos, se tiende a medicalizar los síntomas y a encuadrar gran cantidad de problemas en trastornos psicológicos y/o trastornos hormonales. En consecuencia, las soluciones médicas más habituales se reducen a tratamientos hormonales, analgésicos/antiinflamatorios y psicofármacos, sin ir a la raíz del problema ni buscar otras opciones menos medicalizadas.

Así pues, solo se suelen considerar tres grupos farmacológicos, los cuales tienen como diana los tres sistemas de mensajeros: el sistema endocrino (que tratamos frecuentemente con los anticonceptivos, o la terapia hormonal sustitutiva en caso de menopausia), el sistema inmunológico (con los analgésicos/antiinflamatorios) y el sistema nervioso (con los antidepresivos/ansiolíticos). Esto no significa que no sea correcto prescribir tratamiento médico, pero hay que tener en cuenta que tratar el síntoma sin profundizar en las causas y sin ofrecer alternativas es el resultado de una visión parcelada y dualista del cuerpo y de la mente, como si cada parte del organismo fuera por separado.

Por otro lado, el mito de que a las mujeres no hay quien las entienda sigue muy presente en todos los ámbitos. Recuerdo una entrevista al científico Stephen Hawking en la que afirmaba que «la mujer es el misterio más intrigante del universo», por lo que ¡hasta una mente tan privilegiada como la suya hacía alusión a este mito! Con lo fácil que sería explicar los contenidos de este libro en las clases de biología de los institutos para que los jóvenes entendieran la biología femenina desde esta perspectiva integral...

En nuestra cultura occidental tenemos una visión dicotómica y jerárquica del mundo. Establecemos polaridades y consideramos una como buena y positiva y el resto como malas y negativas. Este modo de pensar comenzó ya en la antigua Grecia, cuando separaron la sabiduría racional (*logos*) de la sabiduría mítica o ancestral (*mythos*), dando por válida solo la primera. Más adelante surgió la separación entre ciencias y humanidades, priorizando las primeras; después la ciencia se dividió en muchísimas ramas, y así sucesivamente fragmentando el saber cada vez más. Hoy, en medicina hay tanta especialización y supraespecialización que sabemos de partes cada vez más pequeñitas, perdiendo la visión integral.

En dicotomías como cuerpo-mente, biológico-psicosocial, signos-síntomas, pruebas complementarias-clínica, ciencia-arte, tecnociencia-humanismo, tendemos a dar más valor al cuerpo, lo biológico, los signos, las pruebas complementarias, la ciencia o la tecnociencia e infravaloramos lo que está al otro lado de la dicotomía, la mente, lo psicosocial, los síntomas, la clínica, el arte y el humanismo. Por consiguiente, perdemos la visión biopsicosocial, el humanismo y el arte de la medicina.

A su vez, la OMS define la salud como un estado de bienestar biopsicosocial, es decir, en tres niveles: biológico (el cuerpo), psicológico (la mente) y social (el entorno). Entonces, cuando enfermamos en alguno de los tres niveles, sin ninguna duda va a repercutir en los demás. Pero es importante no quedarnos con el síntoma y buscar la solución adecuada sin pasar a la psiquiatrización.

A continuación, veamos cómo los problemas biológicos, psicológicos y sociales se psiquiatrizan:

- **Psiquiatrización de problemas biológicos**. Patologías como el hipotiroidismo, la anemia, el síndrome premenstrual, la endometriosis, algunas vulvovaginitis crónicas, el liquen escleroso vulvar... a menudo han sido tachados como problemas psicológicos. Muchas veces me he encontrado en la consulta a mujeres con problemas de dolor, escozor y quemazón en los genitales por patologías muy invalidantes como el liquen escleroso vulvar o por una vaginitis inflamatoria descamativa y que les han dicho durante años que lo que les pasa es psicológico. ¡Qué cantidad de mujeres con estas patologías orgánicas habrán sido tratadas con psicofármacos!

- **Psiquiatrización de problemas psicológicos**. A veces estamos ante problemas psicológicos que se psiquiatrizan y se tratan con psicofármacos sin antes valorar otras alternativas como la escucha, los grupos de apoyo o los tratamientos psicoterapéuticos. Un ejemplo es el duelo gestacional, es decir, cuando una mujer pierde el bebé durante el embarazo o tras el nacimiento, que tiene un impacto demoledor en las mujeres y que socialmente es invisible.[1] Por otro lado, los trastornos psicológicos derivados de problemas de reproducción, como partos traumáticos, abortos, esterilidad, depresión posparto... a menudo, en lugar de ser atendidos correctamente a través de la escucha y el acompañamiento, o desde la psicología perinatal, acaban siendo medicalizados de entrada con antidepresivos y/o ansiolíticos. Por otro lado, muchas veces, los trastornos hormonales pueden generar sentimientos de inseguridad, culpa, frustración o pérdida que afectan a la autoimagen y a la satisfacción personal. Además, pueden influir en la forma de relacionarse con los demás y generar conflictos o aislamiento. No podemos medicalizar los síntomas que vienen de nuestra psique sin tener en cuenta cuál es la base del problema u otras posibles alternativas.

- **Psiquiatrización de los problemas sociales.** Es importante también el contexto en el que se desarrolla cada mujer. Los roles de género, las exigencias laborales y familiares, la violencia machista o la falta de apoyo social pueden ser fuentes de presión y malestar. En los casos de mujeres maltratadas es donde se produce más psiquiatrización, quienes suelen tomar muchos psicofármacos para sobrellevar una vida muy difícil. No obstante, es necesaria más sensibilización y formación para detectar estos problemas y conocer las herramientas de las que disponemos para ayudarlas.

Ahora bien, es importante abordar los problemas de salud, en general, y los trastornos hormonales de las mujeres, en particular, de manera integral y personalizada conforme a sus necesidades reales y preferencias. Esto puede incluir desde tratamientos médicos, psicoterapia, información para autoconocimiento y técnicas de relajación hasta grupos de apoyo o cambios en el estilo de vida. En suma, cada mujer debe sentirse escuchada, respetada y acompañada en su proceso, y ser dueña de sus propias decisiones, libres e informadas.

10.4. La medicina no es solo ciencia

La medicina es una mezcla entre ciencia, arte y humanismo. Si fuera solo ciencia se limitaría a protocolos y algoritmos de actuación médica y no tendría en cuenta al ser humano como un todo en su contexto biopsicosocial. El arte de escuchar y comunicarnos, de llegar al diagnóstico preciso y de individualizar el tratamiento poniendo siempre la paciente en el centro de la atención médica también es humanismo. En este sentido, hay un aforismo que resume lo que debería ser la práctica de la medicina: «Si puedes curar, cura; si no puedes curar, alivia; si no puedes aliviar, consuela».

Actualmente lo queremos todo rápido e inmediato, ser feliz se ha convertido casi en una obligación y evitamos a toda costa cualquier emoción que nos produzca malestar. Ni siquiera aceptamos procesos normales de la vida como el duelo o el estrés. En lugar de autorregularnos y darnos tiempo hasta volver a encontrarnos bien, o de cambiar el entorno hostil que nos produce sufrimiento, vamos al médico.

Somos la sociedad del bienestar y, sin embargo, somos la sociedad más miedosa de la historia de la humanidad. Vivimos en un sistema que sobrevalora lo productivo, útil, nuevo y superficial, en fin, ¡el postureo! Por eso, en la menopausia entramos en esa dualidad de echarte a perder o pelear en contra de todos los elementos para mantenerte en el estereotipo de mujer lineal y eternamente joven.

Entonces, en esta sociedad miedosa, que vive de espaldas a la muerte y que tiene tanta fe en los avances científicos y tecnológicos, ¿cómo no vamos a caer en la medicalización de la vida? Realizamos excesivas pruebas médicas *por si acaso* que nos llevan a sobrediagnósticos y sobretratamientos. Y, no obstante, no diagnosticamos el origen de muchos problemas que afectan tremendamente a nuestra calidad de vida. La relación médico-paciente parece secuestrada por el miedo (a la enfermedad, al no diagnóstico, a las consecuencias). A la consulta acuden mujeres con mucha ansiedad por miedo a tener alguna enfermedad, que a lo mejor sufren dolor con la regla o al tener relaciones sexuales, pero no lo comentan ni se quejan porque han normalizado ese dolor. De ahí que sea tan necesaria la divulgación, y que me dedique a hacerla en las redes sociales, para difundir que no hay que conformarse con el malestar y que todo el mundo tiene derecho a una vida plena y satisfactoria, incluyendo, por supuesto, la salud sexual.

Por otro lado, muchas veces confundimos el motivo con el objetivo. El motivo es lo que te hace ir a una consulta médica, mientras que el objetivo es qué deseas obtener de esa consulta, aparte del diagnóstico y tratamiento que proceda. No obstante, imaginemos que no hay ninguna patología. El profesional no debe dar por hecho que el objetivo de la paciente es el mismo que el motivo, es decir, que si el motivo es un dolor, el objetivo no tiene por qué ser un tratamiento. Quizá a la paciente no le duele nada como para tomar medicamentos y viene simplemente para descartar una enfermedad grave. Entonces, si el médico la visita, le dice que no es nada y le receta un analgésico sin explicarle nada, quizá la paciente no se vaya con el objetivo cumplido, sino que se quede pensando, por ejemplo, que si no tiene nada para qué le ha mandado un medicamento. Estos fallos en la comunicación pueden pasar y, por eso, recomiendo ir a una consulta con las dudas y objetivos apuntados en un papel, para que no se te olvide nada.

Pongamos el caso de que tu motivo es el dolor de regla y que tu objetivo es solo descartar que no tienes una enfermedad como la endometriosis, o mejorar el dolor sin tomar un tratamiento, por ejemplo, cambiando tus hábitos de vida. Solo tú conoces tus aspectos cualitativos, que se refieren a la calidad de vida, porque eres quién está sufriendo el mal y, por tanto, quién puede determinar cómo quieres paliarlo. Por eso, antes de ir a una consulta, debes tener claro cuáles son tus objetivos para determinar qué tipo de enfoque terapéutico quieres seguir.

En definitiva, nunca te conformes con el malestar y aborda los problemas desde la forma que conecte más contigo. Repite conmigo:

- La mala calidad de vida no es normal.
- El hecho de que mis síntomas, mi malestar o la influencia de mis hormonas en mi organismo no sean comprendidos o no se puedan demostrar en una prueba complementaria no me convierte en loca, floja, mentirosa o inestable.
- No me conformaré con aguantar una mala calidad de vida, no me avergonzaré ni me sentiré culpable por ello, porque merezco una vida plena y feliz.
- ¡A por ello!

Con cariño, me despido con un poema de mi poemario *Mosaico Rojo Negro Blanco*.

¡Salud y poesía!

Geometría de la histeria

EL ÚTERO *se mueve por el cuerpo*
causando afecciones
(esto dijo el sabio Hipócrates)
y durante siglos cientos de eruditos
perpetuaron el discurso de la histeria
sin entender nada de la naturaleza cíclica femenina.
Demasiados hombres teorizaron
buscando la forma de apresar la semilla,
de adueñarse de la misteriosa fertilidad,
de la fruta prohibida.

Y seguimos en el mismo laberinto,
en la tiranía de la patologización de los procesos femeninos,
la creación de cánones de cuadrícula.

Las mujeres no somos histéricas
¡somos cíclicas!
Pero chocamos con una sociedad lineal.

Las mujeres somos círculos
y desde tiempos inmemoriales
se pretende que nos amoldemos
a las imposibles esquinas de los cuadrados.

No somos enfermas, no somos histéricas,
somos cíclicas, circulares,
somos curvas, espirales, poliédricas.
Pero se nos quiere cuadriculadas, lineales
se nos quiere rectas, prismáticas, sometidas a una realidad
                                                    [plana
renunciando a nuestra naturaleza cíclica.

No estamos locas,
solo vivimos en una tiranía
que nos encorseta y nos desvitaliza.

MIRIAM AL ADIB MENDIRI,
la ginecóloga rebelde

Glosario

Andrógenos: Hormonas sexuales que se asocian al sexo masculino, pero son importantes también en el sexo femenino; de hecho, los estrógenos derivan de los andrógenos.

Aromatasas: Enzimas encargadas de la producción de estrógenos. Concretamente, transforman los andrógenos en estrógenos a través de un proceso que se denomina aromatización.

Citoquinas: Son mediadores, proteínas producidas por diferentes tipos de células del sistema inmunológico, que actúan como reguladores de la respuesta inmunitaria.

Corticotropina: También conocida como ACTH. Es la hormona producida por la hipófisis encargada de estimular la producción de cortisol en las glándulas suprarrenales.

Cortisol: Es la «hormona del estrés». Se libera en las glándulas suprarrenales en respuesta a la ACTH.

DIU: Método anticonceptivo basado en un dispositivo intrauterino. Los hay no hormonales, como los de cobre: y los hormonales, que liberan gestágenos.

Dopamina: Hormona que, entre sus funciones, se relaciona con la recompensa y el placer.

Endometriosis: Enfermedad inflamatoria estrogenodependiente que consiste en presencia de endometrio funcionalmente activo fuera de su sitio.

Estradiol: Hormona sexual que pertenece al grupo de los estrógenos.

Estrógenos: Hormonas sexuales con múltiples funciones en el organismo, entre ellas: el ciclo menstrual, efecto en la osteoblastogénesis (formación de hueso), efectos cardiovasculares, en el sistema inmune, en el cerebro, etcétera.

Gestágenos: Grupo de hormonas dentro de los progestágenos; se incluyen en este grupo los progestágenos sintéticos.

GnRH: Hormona procedente del hipotálamo que mantiene el funcionamiento del eje hormonal reproductivo hipotalámico-hipófiso-gonadal.

Gónadas: Glándulas donde se producen gametos y hormonas sexuales. Las masculinas son los testículos; las femeninas, los ovarios.

Gonadotropinas: Son las hormonas que se producen en la hipófisis tras el estímulo de la GnRH que viene del hipotálamo. Concretamente son la LH y la FSH, encargadas de hacer funcionar a las gónadas.

HHA: Abreviatura de eje hormonal hipotálamo-hipófiso-adrenal.

HHO: Abreviatura de hipotálamo-hipófiso-ovárico, en referencia a este eje hormonal.

Hipófisis: Glándula en el cerebro que produce diferentes tipos de hormonas.

Hipotálamo: Glándula en el cerebro que estimula la producción de diferentes hormonas en la hipófisis.

Melatonina: Hormona relacionada con los ciclos circadianos. Se libera por la noche con la oscuridad.

Noradrenalina: Es una catecolamina que funciona como

neurotransmisor y como hormona, en relación al sistema nervioso simpático.

SERM: Abreviatura de moduladores selectivos de los receptores estrogénicos; es un grupo de fármacos que se comporta en unos lugares del cuerpo como estrógenos y en otros lugares como antiestrógenos.

Serotonina: Conocida como la «hormona de la felicidad». Actúa también como neurotransmisor y tiene múltiples funciones.

SOP: Abreviatura de síndrome de ovarios poliquísticos.

SPM: Abreviatura de síndrome premenstrual.

TDPM: Abreviatura de trastorno disfórico premenstrual. Es una forma de síndrome premenstrual grave.

Timo: Glándula que forma parte del sistema linfático.

Tirotropina: Hormona que viene de la hipófisis encargada de estimular la producción de hormonas tiroideas. Conocida también como TSH.

Tiroxina: Una de las hormonas tiroideas, también denominada T4.

Triptófano: Aminoácido esencial en la nutrición para formar serotonina.

TSEC: Complejo estrogénico selectivo tisular. Es una de las terapias hormonales utilizadas en la menopausia para los síntomas climatéricos. Concretamente, estos fármacos están formados por una combinación de estrógenos junto con un modulador de los receptores estrogénicos, con el objetivo de tratar los síntomas del déficit de estrógenos, y por otro lado, ejercer un efecto antiestrogénico en la mama y en el endometrio.

Notas

INTRODUCCIÓN

1. Costa-Ramón, Ana *et al.*, «The oral contraceptive pill and adolescents' mental health», Institute of Lavor Economics, 2023.
2. Little, A. C., «The influence of steroid sex hormones on the cognitive and emotional processing of visual stimuli in humans. Frontiers in Neuroendocrinology», 34 (4) (2013), pp. 315-328.

1. EL CONCEPTO DE HORMONA

1. El síndrome de Morris es un caso curioso dada la ausencia de respuesta hormonal por falta de receptores, y no de hormonas. En este síndrome, la persona tiene cromosomas de sexo masculino, XY, y produce andrógenos, pero en realidad es como si no lo hiciera. Se trata de una mutación genética en la que no hay receptores para andrógenos, por lo que su fenotipo es completamente femenino. Por tanto, no desarrollan pene durante la etapa embrionaria; los testículos están atróficos y no descendidos, es decir, se quedan dentro del abdomen; no tienen útero ni ovarios, aunque sí una vagina. El aspecto físico es completamente femenino: muy altas y con caderas estrechas; el prototipo de mujer que podría verse en una pasarela de modelos. La alarma que da paso al diagnóstico suele encenderse cuando se dan cuenta de que no les llega la primera regla.

254 · Cuando las hormonas se desmadran

2. LAS HORMONAS ESTEROIDEAS

1. Si la mujer tiene útero, no puede tomar estrógenos sin contrarrestar con progestágenos, porque el efecto continuo de estrógenos en el endometrio puede producir cáncer de endometrio.

3. ESTRÓGENOS-PROGESTÁGENOS: ALTERNANCIA CÍCLICA

1. Para referirme al balance estrógenos-progestágenos, a veces utilizo indistintamente las palabras «progestágenos» y «progesterona», puesto que la progesterona es el progestágeno que más se secreta en la segunda fase del ciclo hormonal. Sin embargo, en realidad sería más correcta la palabra «progestágenos», que incluye a la progesterona y a los demás progestágenos.

2. García-López, Georgina I., «Atractivo sexual femenino a lo largo del ciclo menstrual», *Revista Argentina de Antropología Biológica*, 2015.

3. Gibbons, T. *et al.*, «Timed intercourse for couples trying to conceive», *Cochrane Database of Systematic Reviews*, 9 (2023).

4. Galasinska, K., «Originality of Ideas in Women During Ovulation: A Within-Subject Design Study», *Front Psychol*, 2022.

5. Herrera A., Al Adib M., Rodríguez A. B., y Carrasco C., «Effects of the PREMEN-CALM® in the Management of the Premenstrual Syndrome: A Randomized, Double-Blind, Placebo-Controlled Pilot Study», *J Diet Suppl*, 2024.

4. HORMONAS EN EL AMOR Y EL MIEDO, EL DOLOR Y EL PLACER, LA FELICIDAD Y EL SUFRIMIENTO

1. Moore, R. Elizabeth *et al.*, «Early skin-to-skin contact for mothers and their healthy newborn infants», *The Cochrane database of systematic reviews*, 11 (11) (2016).

2. Akbari, E. *et al.*, «Kangaroo mother care and infant biosychosocial outcomes in the first year: A meta-analysis», *Early human development*, 122 (2018), pp. 22-31.

3. Bystrova, Ksenia *et al.*, «Early contact versus separation: effects on mother-infant interaction one year later», *Birth (Berkeley. Calif.)*, 36 (2) (2009).

4. *Método madre canguro: guía práctica*, OMS, 2004.

5. Herrera Gómez, Antonio, «El contacto piel con piel de la madre en los recién nacidos durante el parto», *Index Enferm*, 22 (2013), pp. 79-82.

6. Gallup, G. G. *et al.*, «Bottle feeding simulates child loss: postpartum depression and evolutionary medicine», Medical hypotheses 74 (1) (2010), pp. 174-176.

7. Butruille, L. *et al.*, «Impact of skin-to-skin contact on the autonomic nervous system in the preterm infant and his mother», *Infant behavior & development*, 48 (2017), pp. 83-86.

8. Cooijmans, K. H. M. *et al.*, «Effectiveness of skin-to-skin contact versus care-as-usual in mothers and their full-term infants: study protocol for a parallel-group randomized controlled trial», *BMC Pediatr*, 17 (154) (2017).

9. Escolano-Pérez, E., «El cerebro materno y sus implicaciones en el desarrollo humano», *Revista Neurología*, 56 (2) (2013), pp. 101-108.

10. La genética es la secuencia de genes que codifica toda la información en nuestro organismo. La epigenética son marcas químicas en los genes que hacen que unos genes se expresen y otros no, que unos se expresen con más intensidad y otros con menos... Estas marcas químicas son producidas por el ambiente que nos rodea desde la etapa fetal y durante toda nuestra vida. Además, estas marcas son transmisibles a los descendientes. En el caso particular que hablamos ahora, los genes que están involucrados en el eje HHA pueden sufrir marcas epigenéticas en función de lo vivido en la etapa intrauterina, los primeros momentos y los primeros años de la vida. Esto puede influirnos en la etapa adulta en cómo manejamos el estrés y en nuestra capacidad de vincularnos de forma saludable con las personas, ya sean familiares, amigos, pareja... Si te gustaría saber más en profundidad sobre epigenética, programación fetal y neurobiología del embarazo, parto y crianza te recomiendo mi libro: Al Adib Mendiri, Miriam, *Hablemos de Vaginas*, Anaya Multimedia, 2019.

11. Lee, Heon-Jin, «Oxytocin: the great facilitator of life», *Prog Neurobiol*, 2009.

12. Meston, C. M., y Frohlich, P. F., «The Neurobiology of Sexual Function», *Arch Gen Psychiatry*, 57 (11) (2000), pp.1012–1030.

13. Leeners, B., Kruger, T. H., Brody, S., Schmidlin, S., Naegeli, E., y Egli M., «The quality of sexual experience in women correlates with postorgasmic prolactin surges: results from an experimental prototype study», *J Sex Med*, 2013.

14. Krüger *et al.*, «Development of a microfluidic device for fluorescence activated cell sorting», *Journal of Micromechanics and Microengineering*, 12 (4) (2002).

15. G. Pfaus, J., «A Case of Female Orgasm Without Genital Stimulation», *Sexual Medicine*, 2022.

16. Bourdon M. *et al.*, «El dolor pélvico intenso se asocia con el abuso sexual experimentado durante la infancia y/o la adolescencia, independientemente de la presencia de endometriosis», *Human Reproduction*, 2023.

17. Nieves-Vázquez, C. I. *et al.*, «Efficacy of an environmental enrichment intervention for endometriosis: a pilot study», *Front Psychol*, 14 (2023).

18. Murillo-García, A. *et al.*, «Creative versus repetitive dance therapies to reduce the impact of fibromyalgia and pain: A systematic review and meta-analysis», *Complementary therapies in clinical practice*, 47 (2022).

19. Miller, S. L., «Scent of a woman: men's testosterone responses to olfactory ovulation cues», *Psychol Sci*, 2010.

20. Ditzen B., «Effects of stress on women's preference for male facial masculinity and their endocrine correlates», *Psychoneuroendocrinology*, 2017.

21. Fromm, Erich, *El arte de amar*, Editorial Paidós, Barcelona, 2007.

22. Al Adib Mendiri, M., *Hablemos de Adolescencia*, Anaya Multimedia, 2022.

23. Komisaruk, B. R. *et al.*, «Women's clitoris, vagina, and cervix mapped on the sensory cortex: fMRI evidence», *The journal of sexual medicine*, 8 (10) (2011), pp. 2822-2830.

24. Acuña-Castroviejo, D. *et al.*, «Extrapineal melatonin: sources, regulation, and potential functions», *Cell Mol Life Sci*, 71 (2014), pp. 2997-3025.

5. Hiperestrogenismo, inflamación y resistencia a la insulina

1. Van Egmond, L. T., Meth, E. M. S., Engström, J., Ilemosoglou, M., Keller, J. A., Vogel, H., y Benedict, C., «Effects of acute sleep loss on leptin, ghrelin, and adiponectin in adults with healthy weight and obesity», *Silver Spring*, 2023.

2. Pedersen, B. K., «Physical activity and muscle-brain crosstalk», *Nat Rev Endocrinol*, 7 (2019).

3. Kami, K. *et al.*, «Brain Mechanisms of Exercise-Induced Hypoalgesia: To Find a Way Out from "Fear-Avoidance Belief"», *International journal of molecular sciences*, 23 (5) (2022), p. 2886.

4. Marinac, C. R. *et al.*, «Prolonged Nightly Fasting and Breast Cancer Prognosis», *JAMA oncology* 2 (8) (2016), pp. 1049-1055.

5. Álvarez-López, M. J. *et al.*, «Changes in the expression of inflammatory and epigenetic-modulatory genes after an intensive meditation retreat», *Comprehensive psychoneuroendocrinology* (2022) 11.

6. Weng, J. R. *et al.*, «Indole-3-carbinol as a chemopreventive and anti-cancer agent», *Cancer letters*, 262 (2) (2008), pp. 153-163.

7. Acharya, A. *et al.*, «Chemopreventive properties of indole-3-carbinol, diindolylmethane and other constituents of cardamom against carcinogénesis», *Recent patents on food, nutrition & agriculture*, 2 (2) (2010), pp. 166–177.

8. De Silva, S. F., y Alcorn, J., «Flaxseed Lignans as Important Dietary Polyphenols for Cancer Prevention and Treatment: Chemistry», *Pharmacokinetics*, 12 (2) (2019), p. 68.

9. Lord, R. S., Bongiovanni, B., y Bralley, J. A., «Estrogen metabolism and the diet-cancer connection: rationale for assessing the ratio of urinary hydroxylated estrogen metabolites», *Alternative medicine review: a journal of clinical therapeutic*, 7 (2) (2002), pp. 112-129.

10. Adlercreutz, H. *et al.*, «Effect of dietary components, including lignans and phytoestrogens, on enterohepatic circulation and liver metabolism of estrogens and on sex hormone binding globulin (SHBG)», Journal of steroid biochemistry, 27 (4-6) (1987), pp. 1135-1144.

11. Tsuchiya, M., Miura, T., Hanaoka, T., Iwasaki, M., Sasaki, H., Tanaka, T., Nakao, H., Katoh, T., Ikenoue, T., Kabuto, M., y Tsugane, S., «Effect of soy isoflavones on endometriosis: interaction with estrogen receptor 2 gene polymorphism», *Epidemiology*, 18 (3) (2007), pp. 402-408.

12. Kobylka, P. *et al.*, «Resveratrol Analogues as Selective Estrogen Signaling Pathway Modulators: Structure-Activity Relationship», *Molecules*, 27 (20) (2022), p. 6973.

13. Amaya, S. C. *et al.*, «Resveratrol and endometrium: a closer look at an active ingredient of red wine using in vivo and in vitro models», *Reproductive sciences*, 21 (11) (2014), pp. 1362-1369.

14. Kasala, E. R. *et al.*, «Chemopreventive and therapeutic potential of chrysin in cancer: mechanistic perspectives», *Toxicology letters*, 233 (2) (2015), pp. 214-225.

15. Shi, L. B. *et al.*, «Naringenin inhibits spinal cord injury-induced activation of neutrophils through», *Gene*, 592 (1) (2016), pp. 128-133.

16. Shah, U. *et al.*, «Role of Natural and Synthetic Flavonoids as Potential Aromatase Inhibitors in Breast Cancer: Structure-Activity Relationship Perspective», *Anti-cancer agents in medicinal chemistry*, 22 (11) (2022), pp. 2063-2079.

17. Zhang, X. *et al.*, «Inhibition effect and mechanisms of quercetin on surgically induced endometriosis», *Journal of Sichuan University*, 40 (2) (2009), pp. 228-244.

18. Arreola, R. *et al.*, «Immunomodulation and anti-inflammatory effects of garlic compounds», *Journal of immunology research* (2015), p. 401630.

19. Zugaro, S., Benedetti, E., y Caioni, G., «Garlic (Allium sativum L.) as an Ally in the Treatment of Inflammatory Bowel Diseases», *Current issues in molecular biology*, 45 (1) (2023), pp. 685-698.

20. Redwood, E. *et al.*, «Aged garlic extract as a potential prophylactic to reduce the progression of endometriosis and associated pain burden», *Frontiers in pain research*, 3 (2022).

21. Marcinkowska, A., y Górnicka, M., «The Role of Dietary Fats in the Development and Treatment of Endometriosis», *Life*, 13 (3) (2023), p. 654.

22. Hopeman, M. M. *et al.*, «Serum Polyunsaturated Fatty Acids and Endometriosis», *Reproductive sciences*, 22 (9) (2015), pp. 1083-1087.

23. Miyashita, Mariko *et al.*, «Effects of 1,25-Dihydroxy Vitamin D3 on Endometriosis», The *Journal of clinical endocrinology and metabolism*, 101 (6) (2016), pp. 2371-2379.

24. Derosa, G. *et al.*, «Effect of curcumin on circulating interleukin-6 concentrations: A systematic review and meta-analysis of randomized controlled trials», *Pharmacological research*, 111 (2016), pp. 394-404.

25. Kunnumakkara, A. B. *et al.*, «Curcumin, the golden nutraceutical: multitargeting for multiple chronic diseases», *British journal of pharmacology*, 174 (11) (2017), pp. 1325-1348.

26. Patil, V. M., Das, S., y Balasubramanian, K., «Quantum Chemical and Docking Insights into Bioavailability Enhancement of Curcumin by Piperine in Pepper», *The journal of physical chemistry*, 120 (20) (2016), pp. 3643-3653.

27. Amin, B., y Hosseinzadeh, H., «Black Cumin (Nigella sativa) and Its Active Constituent, Thymoquinone: An Overview on the Analgesic and Anti-inflammatory Effects», *Planta medica*, 82 (1-2) (2016), pp. 8-16.

28. Sadeghi, E., Imenshahidi, M., y Hosseinzadeh, H., «Molecular mechanisms and signaling pathways of black cumin (Nigella sativa) and its active constituent, thymoquinone: a review», *Molecular biology reports*, 50 (6) (2023), pp. 5439-5454.

29. Gunawardena, D. *et al.*, «Anti-inflammatory activity of cinnamon (C. zeylanicum and C. cassia) extracts - identification of E-cinnamaldehyde and o-methoxy cinnamaldehyde as the most potent bioactive compounds», *Food & function*, 6 (3) (2015), pp. 910-919.

30. Raghu, G. *et al.* «The Multifaceted Therapeutic Role of N-Acetylcysteine (NAC) in Disorders Characterized by Oxidative Stress», *Current neuropharmacology*, 19 (8) (2021), pp. 1202-1224.

6. La endometriosis

1. As-Sanie *et al.*, «Changes in regional gray matter volume in women with chronic pelvic pain: a voxel-based morphometry study», *Pain*, 2012.

2. Quiñones, M. *et al.*, «Anxiety, coping skills and hypothalamus-pituitary-adrenal (HPA) axis in patients with endometriosis», *Journal of reproductive biology and health*, 3 (2015), p. 2.

3. Luisi, S. *et al.*, «Neuroendocrine and stress-related aspects of endometriosis», *Neuro endocrinology letters*, 36 (1) (2015), pp. 15-23.

4. Cuevas, M. *et al.*, «Stress During Development of Experimental Endometriosis Influences Nerve Growth and Disease Progression», *Reproductive sciences*, 25 (3) (2018), pp. 347-357.

5. Torres-Reverón, A. *et al.*, «Environmental Manipulations as an Effective Alternative Treatment to Reduce Endometriosis Progression», *Reproductive sciences*, 25 (9), pp. 1336-1348.

6. Fox, S. D., Flynn, E., y Allen, R. H., «Mindfulness meditation for women with chronic pelvic pain: a pilot study», *The Journal of reproductive medicine*, 56 (3-4) (2011), pp. 158-162.

7. Zeidan, F., y Vago, D. R., «Mindfulness meditation-based pain relief: a mechanistic account», *Annals of the New York Academy of Sciences*, 1373 (1) (2016), pp. 114-127.

8. Gonçalves, A. V. *et al.*, «A Qualitative Study on the Practice of Yoga for Women with Pain-Associated Endometriosis», *Journal of alternative and complementary medicine*, 22 (12) (2016), pp. 977-982.

9. Bower, J. E., y Irwin, M. R., «Mind-body therapies and control of inflammatory biology: A descriptive review», *Brain, behavior, and immunity*, 51(2016), pp. 1-11.

7. SÍNDROME DE OVARIOS POLIQUÍSTICOS

1. Szewczyk-Golec, K. *et al.*, «Melatonin Supplementation Lowers Oxidative Stress and Regulates Adipokines in Obese Patients on a Calorie-Restricted Diet», *Oxidative medicine and cellular longevity* (2017).

2. Rizzo, P. *et al.*, «Effect of the treatment with myo-inositol plus folic acid plus melatonin in comparison with a treatment with myo-inositol plus folic acid on oocyte quality and pregnancy outcome in IVF cycles. A prospective, clinical trial», *European review for medical and pharmacological sciences* 14 (6) (2010), pp. 555-561.

3. Bahmani, F. *et al.*, «The effects of folate supplementation on inflammatory factors and biomarkers of oxidative stress in overweight and obese women with polycystic ovary syndrome: a randomized, double-blind, placebo-controlled clinical trial», *Clinical endocrinology*, 81 (4) (2014), pp. 582–587.

4. Li, Y. *et al.*, «Application of metabolomics in treating polycystic ovary syndrome with berberine based on ultra high performance liquid chromatography-mass spectrometry», *Chinese journal of chromatography*, 32 (5) (2014), pp. 464-471.

5. Bizzarri, M., y Carlomagno, G., «Inositol: history of an effective therapy for Polycystic Ovary Syndrome», *European review for medical and pharmacological sciences*, 18 (13) (2014), pp. 1896-1903.

6. Colazingari S. *et al.*, «The combined therapy myo-inositol plus D-chiro-inositol, rather than D-chiro-inositol, is able to improve IVF outcomes: results from a randomized controlled trial», *Arch Gynecol Obstet*, 2013.

7. Foroozanfard F. *et al.*, «Calcium plus vitamin D supplementation influences biomarkers of inflammation and oxidative stress in overweight and vitamin D-deficient women with polycystic ovary syndrome: a randomized double-blind placebo-controlled clinical trial», *Clin Endocrinol (Oxf)*, 2015.

8. Afshar Ebrahimi F. *et al.*, «The Effects of Magnesium and Zinc Co-Supplementation on Biomarkers of Inflammation and Oxidative Stress, and Gene Expression Related to Inflammation in Polycystic Ovary Syndrome: a Randomized Controlled Clinical Trial», *Biol Trace Elem Res*, 2018.

9. Jamilian, M. *et al.*, «Metabolic response to selenium supplementation in women with polycystic ovary syndrome: a randomized, double-blind, placebo-controlled trial», *Clinical endocrinology*, 82 (6) (2015), pp. 885-891.

10. Razavi, M. *et al.*, «Selenium Supplementation and the Effects on Reproductive Outcomes, Biomarkers of Inflammation, and Oxidative Stress in Women with Polycystic Ovary Syndrome», *Hormone and metabolic research*, 48 (3) (2016), pp. 185-190.

11. Mirmasoumi, G. *et al.*, «The Effects of Flaxseed Oil Omega-3 Fatty Acids Supplementation on Metabolic Status of Patients with Polycystic Ovary Syndrome: A Randomized, Double-Blind, Placebo-Controlled Trial», *German Society of Endocrinology [and] German Diabetes Association*, 126 (4) (2018), pp. 222-228.

12. Rahmani, E. *et al.*, «The effects of omega-3 fatty acids and vitamin E co-supplementation on gene expression of lipoprotein(a) and oxidized low-density lipoprotein, lipid profiles and biomarkers of oxidative stress in patients with polycystic ovary síndrome», *Molecular and cellular endocrinology*, 439 (2017), pp. 247-255.

13. Arentz, S., Abbott, J. A., Smith, C. A., y Bensoussan, A., «Herbal medicine for the management of polycystic ovary syndrome (PCOS) and associated oligo/amenorrhoea and hyperandrogenism; a review of the laboratory evidence for effects with corroborative clinical findings», *BMC complementary and alternative medicine*, 14 (2014), pp. 511.

14. Grant, P., y Ramasamy, S., «An update on plant derived anti-androgens», *International journal of endocrinology and metabolism*, 10 (2) (2012), pp. 497-502.

10. NI ESTÁS LOCA, NI ERES UNA FLOJA, NI TODO LO QUE TE PASA ES PSICOLÓGICO

1. Existe una guía de la que soy coautora y que se puede descargar gratuitamente desde internet: Al Adib Mendiri, M, «Atención profesional a la pérdida y el duelo durante la maternidad», <https://miriamgine cologia.com/blog/atencion-profesional-a-la-perdida-y-el-dielo-duran te-la-maternidad/?category_id=14>.